婴幼儿髋关节超声
检查方法与原理

Fundamentals of Hip Sonography in Infant

第 2 版

主　编　格拉夫（Reinhard Graf）　赵　黎

科 学 出 版 社

北　京

内 容 简 介

本书详细介绍了R. Graf教授及其团队数十年来在婴幼儿髋关节超声检查领域的研究和教学成果，并对婴幼儿髋关节超声检查技术、分类系统及临床意义，以及关键的概念和技术做了进一步阐释。本书在婴幼儿髋关节超声检查方法和技术基础上，描述了R. Graf教授所建立的操作简易、标准严格的方法学，书中包含大量临床案例超声声像图和示意图，并对受检者（婴幼儿）和家长因素做了详细介绍。

本书可供临床各科（如儿科、骨科、康复科、影像科等）医务工作者阅读和参考，也适用于非医学背景人员（如患者家属）。

图书在版编目（CIP）数据

婴幼儿髋关节超声检查方法与原理 /（奥）格拉夫（R. Graf），赵黎主编. —2版. —北京：科学出版社，2019.3
　　ISBN 978-7-03-060780-5

　　Ⅰ. ①婴… Ⅱ. ①格… ②赵… Ⅲ. ①婴幼儿-髋关节-关节疾病-超声波诊断 Ⅳ. ①R726.840.4

中国版本图书馆CIP数据核字（2019）第044770号

责任编辑：马晓伟　杨小玲 /责任校对：张小霞
责任印制：赵　博/封面设计：吴朝洪

科 学 出 版 社 出版
北京东黄城根北街 16 号
邮政编码：100717
http://www.sciencep.com

北京密东印刷有限公司 印刷

科学出版社发行　各地新华书店经销
*
2011年 6 月第 一 版　由第四军医大学出版社出版
2019年 3 月第 二 版　开本：720×1000　1/16
2022年10月第五次印刷　印张：9 1/2
字数：150 000

定价：68.00元
（如有印装质量问题，我社负责调换）

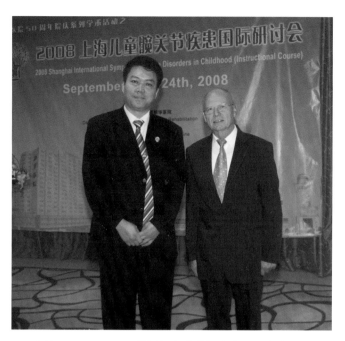

主编 Reinhard Graf 教授与赵黎教授在中国上海的合影

  Reinhard Graf 教授是髋关节超声检查的开创者，国际公认的髋关节超声检查的 Graf 法即以他的名字命名。Graf 教授于 2008 年首次来华主讲和培训他所创立的髋关节超声检查方法，吸引了许多国内甚至国外的医学同行积极参与。自此以后他在中国进行了数次课程培训，他的专业精神和缜密、娴熟的教学方法影响了一批专业工作者。他的研究成果让我们认识到：①形态学的描述和评估是髋关节检查判断的基本依据；②超声检查能够客观、准确地描述和评估髋关节的形态学；③规范的超声检查方法可确保诊断的正确性，从而给予针对性的治疗。

第 2 版前言

本书所介绍的髋关节超声检查技术是 20 世纪 70 年代后期建立起来的，之后经不断完善，目前已经达到很高的标准。该方法在世界各地广为传播，许多国家只有该技术在法律上被允许用于婴幼儿髋关节的普查，并取得了很大的成功：由于采用本书所介绍的超声检查技术进行早期诊断，儿童髋关节手术率显著下降，股骨头坏死和"漏诊案例"几乎已经见不到了。

婴儿髋关节超声检查出现误诊主要缘于质量较差的髋关节超声声像图所导致的错误。这些质量较差的髋关节超声声像图则归咎于教学标准的下滑，如许多医疗中心采用非正规的"床边教学"替代正规的教程，使错误蔓延并得到认可，甚至达到以假乱真的地步。"改良"技术也是危险的：我们曾尝试了各种可能的改进或其他技术，也犯了几乎所有迄今认识到的错误。

本书旨在为医学院校的教师和学生提供指南以及循序渐进的教学方案，以便定期检查所学内容。书中所介绍的方法不仅有中文和英文版本，还有德语、意大利语、土耳其语、蒙古语、匈牙利语版本。

同时，我要感谢赵黎教授的中文翻译工作，以及他为本书提供的建议和帮助。

读者如需了解更多可查询 *www. graf-hipsonography.com*。

R. Graf

Foreword

Hip sonography in the technique which is described in this book was developed in the late 1970th and improved continuously to the high standard we have today. It has gained worldwide spread; in many countries only this technique is allowed by law and used for a general screening of all the babies with high success: operations on baby hip joints have dropped down dramatically, femoral head necrosis and "missed cases" disappeared, because of early diagnosis by sonography in the described technique.

One of the main causes of misdiagnosis in infant hip sonography is the errors that occur due to poor quality of hip ultrasound, resulting from the deterioration in teaching standards whereby formal courses in hip sonography have been replaced in many centres by informal "bedside teaching". Errors creep in and are perpetuated gaining cult status. "Modified" techniques are dangerous also: all modifications or other techniques as well as mistakes have been done by us before!

This book is intended to give guidelines for both the instructor and the student. It provides a step by step teaching programme with regular checks of what have been learnt. It is available not only in Chinese and English, also in German, Italian, Turkis, Mongolian, and Hungarian.

I would like to thank Prof. Zhao Li also for his translation into Chinese as well as his tips and help for this book.

For more information, please visit *www.graf-hipsonography.com*.

R. Graf

第 1 版序言

　　很荣幸能够为 Reinhard Graf 教授与赵黎教授共同主编的《婴幼儿髋关节超声波检查的方法与原理》一书作序。Reinhard Graf 教授是倡导和推广婴幼儿髋关节超声波检查的先驱，对小儿骨科领域婴幼儿髋关节早期诊断技术做出了巨大贡献，备受国际同行推崇。赵黎教授多年来一直致力于提升国内骨科专业水平，积极推动小儿骨科的继续教育、培训及科研发展。Graf 教授与赵黎教授组织国内外多位杰出的小儿骨科、妇产科及超声科教授和专家，以 Graf 教授的 Graf 方法为核心内容，结合国内婴幼儿髋关节发育不良的具体情况，共同编写《婴幼儿髋关节超声波检查的方法与原理》一书，给小儿骨科增添了重要的临床医学教材。

　　该书对婴幼儿髋关节超声检查的应用，包括设备、超声解剖结构识别、标准化测量、检查标志点、分型、超声分类和测量技术等多方面做了深入而系统的分析。全书汇集了众多医学专家的丰富经验和智慧，提供精辟的核心概念和原则，附有大量精美的临床实例超声影像插图并做详细讲解，每章更附有要点总结，精炼明了，实用价值很高，适合小儿骨科及其他医科专业的医生、医学生和研究生阅读和参考。我相信本书必将对国内婴幼儿髋关节发育不良（DDH）的诊断与治疗起到积极的推进作用。

　　特别向参与该书编写和翻译工作的专家、教授和出版社表示感谢，你们在这项饶富意义的工作中做出了重要贡献，让医疗人员对髋关节超声检查应用有更深入、更全面的认识。真诚地期盼每一个婴幼儿都能受益于规范的髋关节超声检查，并在必要时得到适当的治疗。

郑振耀

2011 年 3 月于香港中文大学

第 1 版前言

本书是 Reinhard Graf 教授 25 年来研究和教学的经验及知识的结晶。它不能替代髋关节超声的实际培训，但它是髋关节超声培训的重要辅助资料，也是所有在髋关节超声方面受培训人员的参考手册。

如果超声检查技术应用得当，会很快、很容易地获得可用于诊断的超声图像；正确的诊断是确保恰当治疗的根本，而分型和测量技术的准确应用是正确诊断的前提。

我是 20 多年前首次遇到 Graf 教授的，当时为了能够得到一个重复性好、能用于诊断的髋关节超声检查，我已经痛苦地挣扎了数月都未成功。

在奥地利 Stolzalpe 的医院里，经过 Graf 教授的数小时初始培训，我亲眼看到了髋关节超声如何测量，并开始理解我所看到的操作。

因此，我劝说 Graf 教授来英国举办髋关节超声的培训课程。到目前为止，他已连续 17 年来到英国，开展的 Dorchester 培训课程已经在髋关节超声检查方面培训了 700 多名骨科医生、儿科医生、理疗师、放射科医师和超声医师。

Graf 教授在澳大利亚、智利、印度和日本等多个国家也举办了大量的培训课程。另外，由于他的工作，许多国家，包括奥地利、德国和瑞士，已经启动全国性的新生儿髋关节超声普查。

Graf 教授的研究在不断延续。这些年来，我看到他完善了髋关节超声表现的分类系统和超声检查技术，反映了他对髋关节发育不良的病理生理知识的不断增加，也反映了他对错误的超声检查技术所导致严重后果的深刻认识。

在当今高质量高标准的图像得以完成的前提下，髋关节超声检查的成功在于它能够检测到临床上悄然无息的髋关节发育不良，该类髋关节发育不良（Graf Ⅱ c 型）如果没有得到治疗，以后将进展成为髋关节脱位或者持续的发育不良。这也解释了大部分以往所谓临床上漏诊的先天性髋关节脱位。

　　如果你有幸接受 Graf 教授的培训，在他的教学中你能够感受到他的教学技巧、活力和热情。这些年来，我十分荣幸能与 Graf 教授一起工作，同时看到了髋关节超声的发展。髋关节超声如果能够得到正确的应用，将大大减少晚期发生的髋关节脱位。

　　我们的目标就是让每一个新生儿都能受益于按照现今标准的正确的髋关节超声检查，当有必要时都能够得到适当的治疗，预防由于新生儿期漏诊所带来的致残性畸形。

Sally Scott

髋关节发育不良的诊断和治疗：
临床问题和目前的策略

　　髋关节发育不良（developmental dysplasia of the hip，DDH）是最常见的骨关节畸形之一，是指股骨头和髋臼对应关系的异常，包括骨性、软骨性以及软组织结构和形态的异常。如果将婴幼儿髋关节发育不良和脱位都放到"髋关节成熟疾患"的条目下来介绍，就构成了骨骼肌肉系统最常见的疾患。这类疾病不仅对患儿本人及其家庭产生影响，其预防和治疗也对公共卫生具有重要意义。骨科医生、儿科医生和影像科的医生均参与到该疾病的诊治过程。目前对于 DDH 的基本观点是，如果得到早期诊断和治疗，大部分病例的髋关节能够完全恢复到正常；如果延误诊治，将影响髋关节的正常发育，即便是采取复杂的手术治疗，也难以恢复髋关节的正常结构、形态和功能，不仅影响儿童和青少年时期的生长发育，患者成年后其髋关节也可能在较早期出现骨性关节炎，影响其生活质量。据目前所知，9%～10% 的髋关节置换是因为"髋关节成熟疾患"。早期治疗以非手术为主，创伤小，康复效果好，治疗成本相对较低。20 世纪 20 年代，Putti 医师针对该疾患曾说过这样一段话，至今仍耐人寻味，"我们应努力对此症在早期做出诊断，而不是设计一种复杂的手术来解决"。中国一些地区已经开展了新生儿髋关节的筛查，这些地区延误诊治的 DDH 病例呈现减少的趋势，这是在国家预残政策指导下，政府疾控部门和相关专业医务人员共同努力的结果。然而，关于 DDH 的诊断和治疗，仍然存在许多争论，即认识上的不一致和不够清楚等方面，这里将对有关问题做简要论述。

目前存在哪些问题

　　原则上讲，DDH 的诊治关键是早期诊断，早期正确治疗，而且越早诊断，治疗越容易，结果越安全、有效。随着年龄的增长，未经治疗的 DDH 患者其病理改变会随着年龄的增长而加重，也给治疗带来困难和疗效的不确定。然而，什么样的情况是需要治疗的，仍存在广泛争论。是将体格检查结果作为向专科转诊的依据，还是将影像学检查结果作为筛查和转诊的依据？是根据体格检查结果做出判断即开始治疗，还是根据影像学的发现判断选择治疗？仅仅是脱位的髋关节需要治疗，还是仅仅骨性髋臼发育不良而没有脱位就需要治疗？有多少病例不需要治疗可以自行好转？所谓"不稳定髋"需要治疗吗？另外，目前关于"不稳定髋"的定义，尚未达成共识。所谓髋关节不稳定而需要治疗，仅仅是因为股骨头能够从髋臼中脱出，或者加压的情况下股骨头能够在髋臼中滑动吗？

体格检查曾作为 DDH 早期筛查的重要方法。肢体的长短、臀部和股内侧的皮纹是否对称、髋关节的外展是否受限以及 Ortolani 试验和 Barlow 试验，都是教科书上介绍的经典体格检查方法。后两项临床体检试验是分侧检查髋关节，将受检者仰卧于检查台上，髋关节屈曲90°，检查者的示、中指置于大转子处，拇指置于大腿内侧靠近腹股沟处。检查者通过把持一侧髋关节稳定骨盆，以便检查另一侧髋关节：①检查者轻轻外展受检髋关节，同时在大转子外侧向上推挤，这时可触及弹响，为 Ortolani 试验阳性，表明脱位的股骨头复位到骨性臼窝内；②检查者内收髋关节，在腹股沟处轻轻向下推挤，造成髋关节向后方的半脱位或者脱位，为 Barlow 试验阳性，表明髋关节不稳定。

上海新华医院吴守义教授课题组于 1979 年率先在上海的四家医院通过体格检查开展新生儿髋脱位的普查，至 1981 年共筛查 25 267 名新生儿，发病率为 0.091%，并发现外展试验在筛查髋脱位中有很高的诊断价值。从此，该项检查在儿童保健科和产科的新生儿体检中得到广泛推广。上海市儿童保健系统在培训儿童保健医生的项目中，将进行臀纹观察或外展试验（也称分髋试验）作为常规婴儿体检中髋关节检查的内容，如发现异常，即转诊到主要医院的儿保科或儿童骨科，这在很大程度上保证了绝大多数婴儿的髋关节发育异常能被早期发现和治疗。然而在临床工作中也发现，由于婴幼儿多不能配合体检，每次外展试验的评估均存在差异，因为外展试验阳性转诊到专科医生做进一步检查和需要反复随诊的，很多属正常髋关节，造成医疗资源极大的浪费。有的案例，由于外展试验阴性，即髋关节外展不受限，而延误了髋关节脱位的诊治（图 0-1）。另外，臀部和股内侧的皮纹不对称，作为一项检查指标，按照笔者的理解，是根据 DDH 的临床表现所做的归纳，DDH 患者可能会存在臀部和股内侧的皮纹不对称，而臀部和股内侧的皮纹不对称不能说明该婴儿存在 DDH。特别的情况是，股内侧皮纹对称，而存在髋关节脱位（图 0-2），即皮纹是否对称与髋关节是否存在发育不良或脱位没有必然的联系。

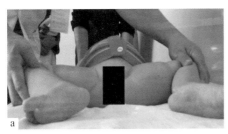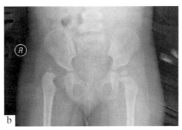

■图 0-1　a.髋关节外展不受限，两侧对称；b.X 线片显示右侧髋关节脱位

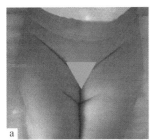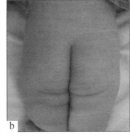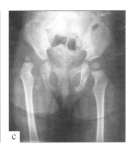

■图 0-2　a.患者，女，16 个月，检查股内侧皮纹，正面观；b.检查臀部皮纹，后面观；c.骨盆正位 X 线片，显示右髋完全脱位

　　中国地域辽阔，各个地区医疗保健体系和观念差异很大，对于髋关节发育不良的筛查方式不尽相同。有些地区甚至没有开展早期的筛查工作，有些地区只是停留在临床手法检查的层面，认为皮纹不对称、关节松弛即为髋关节异常，予以治疗。有些地区也只是临床检查辅以摄片检查来评判髋关节发育不良，这对小于 3 个月的婴儿其准确性存在很大的问题。3 个月以下的婴儿，由于股骨头骨化核尚未出现，髋臼的组织结构多为软骨，传统的 X 线检查诊断敏感度下降，假阴性率高。即使 X 线表现正常，也不能排除髋关节异常情况的存在。X 线平片检查，主要依据髋关节的骨性形态观察和一些参数的测量，参数测量以髋臼指数（AI）最为常用，但其测量数值不仅受摄片体位的影响，而且受到髋臼成熟程度的影响，个体间存在较大的差异。CT 检查成像的基本原理同 X 线检查，主要显示骨化的组织结构。磁共振（MR）检查，可以显示软骨的结构信号，但其检查费用高昂，且对于婴幼儿的检查需要镇静剂，以确保成像效果，因而作为常规的临床检查项目难以实施。单纯性髋臼发育不良的病例在幼年时可能没有任何症状，而在 40 岁以后较早出现关节的退行性改变的概率较高。20 世纪 70 年代后期髋关节超声技术的

出现，使得 X 线检查难以显示的软骨和软组织结构的评估成为可能，在髋关节筛查和早期诊断 DDH 方面，超声检查技术具有显著优势。由于开展新生儿超声筛查，实现早期诊断和治疗，奥地利 DDH 的晚期手术率从 1991 年的 3.4‰ 下降到 2004 年的 0.13‰，DDH 的治疗费用下降了近 80%，欧洲的研究显示超声髋关节筛查具有很高的卫生经济学价值。由于超声还具有无创、无辐射危害的特性，以及检查方便、费用较低、可以重复使用的特点，因此可以用于治疗过程中的监测，能及时有效地实施和调整治疗方案，同时髋关节超声的教学也较容易开展。

超声能够看到髋关节未骨化部分以及显示股骨头在髋臼内的运动，极大地促进了婴幼儿髋关节诊断的进展。然而，通过超声观察股骨头在髋臼内的运动，主观性很强，可能导致误诊。笔者认为，髋关节的骨性和软骨性部分必须得到客观的测量，并结合年龄加以量化，否则超声检查可能造成灾难性后果。中国自 20 世纪 80 年代后期，有学者开始对超声诊断 DDH 的方法和图像判断进行了尝试，也有学者报道某一地区的大样本髋关节超声筛查结果，并探讨其在早期诊断和治疗监测中的价值。回顾以往的报道，对髋关节超声检查的细节描述存在较多差异，甚至将影像的简单的解剖学对应关系或者与 X 线的对应关系的建立作为超声检查的目的。由于对标准图像的定义和重视程度的差异，重复性差成为争论的问题。有学者甚至提出改良髋关节超声检查方法，但我们需要记住这样一个基本道理：

只有当原有的方法存在错误，改良才是需要的；在进行改良之前，请必须知晓原有的方法。（A modification is only necessary, when the original method is wrong. But before you make a modification you must learn the original technique.）

虽然超声诊断婴幼儿 DDH 的价值已经逐步被儿科医师、儿童骨科医师和超声科医师所认可，但由于各项报道内容论述的不一致，尤其对超声检查方法的细节论述存在差异，造成读者不能正确地理解这种方法，而产科和儿科医师对 DDH 尚不熟悉或缺乏系统认识，也妨碍了此项工作的正确开展，超声科医师如没有上述临床医师的配合更难以单独开展工作，上述种种原因妨碍了此项技术的推广应用。已经开展工作的单位，由于采用设备（如仍然采用扇形扫描探头，图 0-3）、对标准声像图的认识及判断术语方面存在的问题，对诊断和治疗产生负面的影响。由于部分医生对髋关节超声工作原理的认识不足，甚至对不能获得标准图像的受检者采集髋关节声像图进行诊断（图 0-4），这个阶段，实际上应选择其他影像学检查方法。这些情况已经在以往探索的历程中发生过，实践证明是错误的，不应在今后的工作中再次发生同样的错误。在欧洲，目前仅仅 Graf 方法是政府认可支付的检查方法。

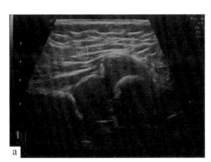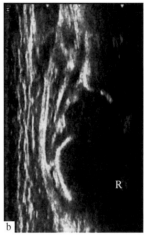

■图 0-3　女婴，3 月龄。a. 采用扇形扫描探头所获得的超声声像图，报告为异常的髋关节。b. 采用线性探头所获得的超声声像图，报告为成熟的髋关节。详细原因，参见本书第 1 和 12 章

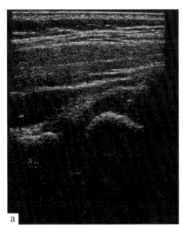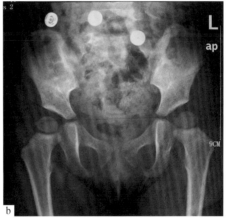

■图 0-4　女童，3 岁。a. 检查者的诊断意见是髋关节 α 角和 β 角在正常范围内。实际上，这个声像图不能用于诊断，更不能用于测量。b. 同一时间 X 线检查显示股骨头骨化良好。详细原因，参见本书第 2 和 4 章

如何解决这些问题

做出正确的诊断是重要的，可作为治疗的基础。髋关节超声的价值在于该方法能够准确显示解剖病理，因而有可能根据具体的病理情况实

施有针对性的治疗。婴幼儿髋关节超声表现在出生后第1周变化迅速。将超声表现与年龄因素结合，建立分型系统，以确保采用合适的、根据病理阶段选择的治疗方案。例如，对已经脱位的髋关节的治疗方案不同于发育不良和未脱位的髋关节。骨性髋臼浅，在出生后的短时间内，可能是正常的生理性不成熟；而对于年龄较大的婴儿，可为发育不良。髋关节的正常发育在出生后的前几个月是最快的，因此早期诊断和恰当有效的治疗，是取得良好预后的基本条件。

髋关节超声检查的 Graf 方法，已经在奥地利、德国和瑞士等国家成功地应用于婴幼儿髋关节的全面筛查，但仍然受到其他一些国家的质疑，质疑者认为 Graf 方法看起来很复杂。之所以"看起来很复杂"，是因为 Graf 方法不再采用传统的、人们已经熟知的临床和 X 线的分类方法，诸如正常髋关节、发育不良、半脱位和脱位的髋关节，而是根据确切的解剖病理发现进行分型，这些解剖病理改变必须加以判别，并根据这些解剖病理改变选择和实施合适的、有针对性的治疗。这里需要记住的一个基本原则：

诊断越准确（即分型），治疗方案就越有针对性，治疗效果也就越好。［The better the diagnosis（=typing），the more selective and effective the treatment.］

以往认为的髋关节不稳定也必须加以分型，即根据受检者的年龄进行判断，股骨头在髋臼内的运动，哪些是正常的？哪些是病理性的？检查者的经验并不重要，诊断的决定来自于测量的结果，而测量是可以重复的，且不依赖于检查者。近年来，中国已有越来越多的医院及儿童保健机构开展婴幼儿髋关节超声检查。然而，与其他影像检查相比，超声检查的随意性更大，其结果易受操作者的操作手法、检查所用仪器设备和受检者体位及合作程度等因素的影响。检查结果的重复性误差带来诊断上的误差，继而出现因延误治疗或过度治疗所带来的并发症。中国的医务工作者在应用超声技术检查婴幼儿髋关节方面已经进行了多年的尝试，探索的经验表明，系统化和规范化的髋关节超声培训是熟悉和掌握这项技术的关键。Graf 方法不是个"符号"，而是有着具体甚至细节内容的检查方法。Graf 教授于 2008 年 9 月首次来华，在上海开展了髋关节超声检查的培训，来自国内甚至海外的多位专业工作者参加了培训。Graf 教授之后多次来华，在中国产生了积极的影响。很多基层的医务工作者参加了由他主讲的培训课程。

本书即以 Graf 教授来华举办培训课程的讲稿为蓝本，结合大量图片，系统、深入浅出地将髋关节超声检查的设备、技术和诊断方法介绍给读者，希望读者通过阅读逐步掌握超声声像图中髋关节各解剖结构的识别、标准平面的确立及测量和对髋关节的正确分型，同时了解如何书写超声报告和规避检查中的错误。诊断是为了使患者获得有针对性的治疗，本书还阐释了基于超声髋关节分型的治疗原则和针对具体病理阶段所给出的治疗方案，可随身携带，且理论性和实践性结合紧密，可供儿科、骨科、影像科和从事妇幼保健工作的基层医务工作者参考。

如何使用这本手册

本书是基于 Graf 教授数十年的教学和实践经验，呈献给读者的是真正可能通过超声技术开展的髋关节检查。本书以简要的形式介绍了当今髋关节超声方面的知识，给出的是当今认可的标准，但本书不能代替由专业教师主讲的髋关节超声培训课程，适用于旨在获得规范技能的培训课程。

重视相关理论和技术细节，对于正确、有效地开展髋关节超声筛查是非常重要的，切记：

是现在采用髋关节超声检查还是承受未来出现跛行的风险，当然是现在采用髋关节超声检查更好！（Better ultrasound today than a limp tomorrow!）

目　　录

1 技　　术

1.1　设备

做髋关节超声检查，不需要特殊的超声机，但以下几点是必要的：

• 只应该使用带线阵传感器接口的超声仪器。根据德国质量委员会制订的标准，扇形探头禁止用于髋关节超声检查，因为扇形探头的发散超声声束的折射和衍射造成的几何失真可导致误诊（见第 12 章）。

• 髋关节超声检查需要一个长的、相对轻便的 ≥ 7.5MHz 线阵探头。新生儿在 4 周大以前必须要用频率至少为 7.5MHz 的线阵探头来检查，否则，一些细小的解剖结构就不能精确地显示出来。

• 操作前和操作后的调整要根据所使用机器的类型而定，要跟厂商代表商定。

• 如果能在显示器上将图像旋转 90°，使它变成一个"标准投影"的视图（见 1.3 部分），或在旁边放另一台能旋转的显示器也是比较理想的。

• 打印设备是必需的。也可能需要胶片影像，因其能长期存放，但热敏成像仪更好些，因其可即时获得图像。

• 一些超声机配的软件中带有测量线，能自动给出超声图像类型，但这些软件的测量线有时是不准确的。如果要手工精确测量这些超声图像，它们就不能太小，放大系数应该为 1 ： 1.7 或更大，这样才有可能进行手工测量。

1.2　髋关节超声检查附加设备

要有一个摇篮形的托架以便将婴儿放置在一个标准的位置上，还需要有一套探头引导系统（见 12.5 部分）以防倾斜效应。由于做这项检查时检查者需要站着而不是坐着，因此这个摇篮形托架所摆放的桌子或推车应有合适的高度，保证摇篮形托架放置在合适的高度。

1.3　图像投影

为了阅片方便，髋关节超声检查标准投影位是阅片时看到的图像好像是 X 线前后位看右髋关节的那个位置（已经有研究证明这个投影位是最容易被人脑判读的位置）。传统的超声投影是将股骨头投照在屏幕的左侧，所以要把它翻转过来，最好是将图像或显示器旋转 90°，这样看起来就容易了。所有髋关节都需要这样的投影，这样它们看起来就像是在前后位 X 线片所看到的右侧髋关节（图 1.1）。

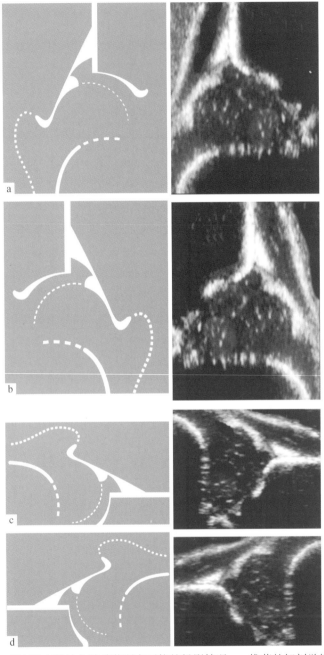

■图 1.1　超声检查婴幼儿髋关节所有可能的投影情况。a. 推荐的解剖学投影；d. 传统的超声投影。所有可能的投影中，解剖学投照是最合适的；不推荐 b 和 c 的投影方式，但 c 投影比 d 投影还要好一点

2 正常婴幼儿髋关节解剖和超声表现

2.1　超声解剖术语解释

回声区：由低回声（声的反射）组织所形成的无回声或低回声的区域（"声洞"），如透明软骨。

回声影或声影：由于组织对超声波的完全反射而形成的无回声区，如骨组织。

2.2　髋关节区域不同组织的超声显像特点

骨：可形成强回声，而在其后方出现声影。这是由于骨组织对声波有强的反射，阻断了超声波的传播，阻止了采用超声波对其深部结构的探测。

髋关节区域的相关结构是骨与软骨相连接的部位：
- 髋臼正上方的髂骨
- 髋臼窝底部的髂骨下肢
- 股骨头骨化核（如果出现的话）
- 坐骨的骨性部分

胶原结缔组织和纤维软骨结构：这些组织高度回声，但仍有声波穿透，这样可以探测到其深部的结构。

这些组织包括：
- 关节囊和滑膜（关节囊）皱褶
- 软骨臼顶和大转子的软骨膜
- 髋臼盂唇
- 股骨头圆韧带和股骨头陷窝
- 肌间隔和股直肌反折头的腱性部分
- 髋臼横韧带

透明软骨内的骨化：骨化前出现的血管生成和细胞聚集可以形成强回声但有声波穿透。这些都出现在股骨头内以及髋臼顶的软骨和骨的结合部。但是这些需与偏心型的髋关节透明软骨顶由病理性压力和剪切力引起纤维软骨退变时所形成的回声相鉴别。

脂肪纤维结缔组织：通常形成低或弱回声，有时脂肪可以是无回声的。在婴幼儿髋关节，脂肪组织显示为髋臼窝内位于圆韧带和髂骨下肢之间或股直肌反折头和关节囊附着点之间的低回声。

透明软骨：可以形成低回声或无回声（根据机器设置）。窦状血管可以形成微弱的波形回声。

透明软骨分布在：

- 股骨头以及股骨近端的股骨颈和大转子
- 髋臼顶的软骨部分
- 髋臼的月状表面
- Y 形软骨

2.3 股骨近端

出生时股骨头、大转子和"帽形的"股骨颈近端为透明软骨。它们通过软骨和骨边界（骺板，图 2.1）与骨干分开。由于骺板细胞柱状排列的组织结构，以及超声波声束进而完全被股骨的骨结构反射回来，因此软骨和骨结合部的回声反射性很强。软骨和骨结合部的回声是辨认股骨颈的重要标志，也是辨认所有其他解剖结构的基础。为了获得最标准的髋部超声显像，理想的情况是，软骨和骨结合部的回声应该出现在每一张超声图像中。其不仅可作为解剖结构识别的标志，而且探头倾斜时其表现会发生变化。探头倾斜会扭曲画面并导致严重的误诊（见第 12 章）。

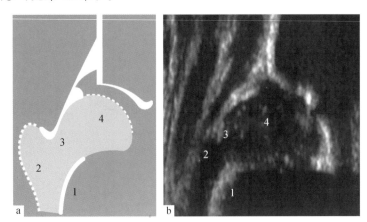

■图 2.1　婴儿股骨近端超声图解剖结构示意。1，股骨颈的骨性部分（声影）。软骨和骨结合部的强回声将股骨颈的骨性部分同软骨部分分开。2，大转子。3，股骨颈软骨部分（透明软骨）。4，软骨性的股骨头（透明软骨）

软骨和骨结合部的形态随生长而发生变化。超声波回声的形态也根据股骨的旋转、外展和（或）内收而发生变化。

超声波回声的基本形态有三种（图 2.2）：

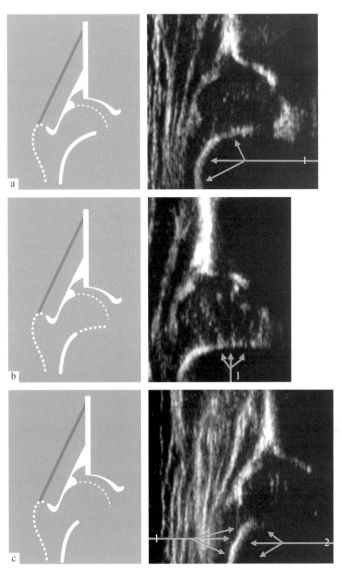

■**图 2.2**　股骨颈软骨和骨结合部形态随年龄发生变化。a. 出生早期：曲线形。b. 栅栏形：在软骨和骨结合部内侧出现回声条带。箭头示"栅栏"。c. 高度成熟期：倒 V 形，软骨和骨结合部内侧不显示，被外侧骨化部分的声影所遮盖。1，软骨和骨边界；2，股骨骨性部分的声影

- 曲线形：见于新生儿。
- 栅栏形：由于软骨和骨结合部内侧回声反射较差会形成内侧相互平行的垂直回声条带。
- 仅内侧部分不显示：被外侧骨化部分的声影所遮盖。

2.4 股骨头

作为透明软骨，股骨头是低回声或无回声的，但可以看到透明软骨内血窦的小波形回声（图 2.3）。在某些超声设置下会形成薄的、完全无回声的不含细胞成分的股骨头外缘。

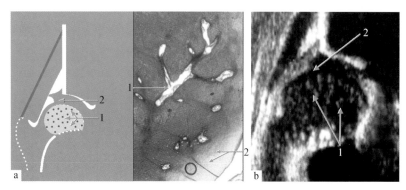

■图 2.3　a. 未骨化的股骨头：股骨头透明软骨内的血窦显示为蠕虫样回声（1）；股骨头表面，蛋壳区域（2）没有血窦而呈现无回声轮廓。b. 婴幼儿髋关节超声影像显示未骨化的股骨头内蠕虫样回声(1)和股骨头表面无回声的环形区域,蛋壳区域(2)

股骨头不是圆形，而是稍微呈椭圆形或"果仁形"。从几何学角度看，婴儿髋关节是"果仁形"或椭圆形的关节，因而带来生理上的不对应，所以当股骨头在臼内旋转时，会产生"弹性滑动"现象或软骨性臼顶的正常运动（见 9.1 部分）。

> **重要提示**：因为股骨头不是圆形，所以所有根据股骨头垂直平分线的测量评价技术（＞50% 或＜50% 覆盖率等）都是不精确的，也并不比"用眼瞄一瞄"更具优势。

2.4.1 股骨头骨化中心

> **注**：早期超声所能看到的骨化与 X 线片上所能看到的骨化在时间上相差 6～8 周。因此，同一天的超声和 X 线片没有可比性。

股骨头骨化中心可能出生时即可出现。正常发育的婴儿，其回声出现的年龄是 5～7 周。

骨化核在解剖学上并不是圆形的，而是椭圆形或"手臂样"，并不总是位于股骨头中心，它的形状和在股骨头内的位置是多变的。由于这两个因素，无法用骨化核来评价股骨头在髋臼中的位置。在骨化核部位发育的第一阶段是随着新血管生成所带来的细胞聚集（图2.4）。这些变化可以引起能被超声所探测到的回声，骨化核就能用超声看到了。但是，直到钙化出现至少4～6周，才会在X线片上看到骨化核（见5.5.1部分）。

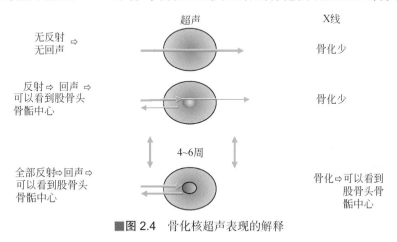

超声　　　　　　　　　　　　　　　　X线

无反射 ⇨　　　　　　　　　　　　　　骨化少
无回声

反射 ⇨ 回声 ⇨　　　　　　　　　　　骨化少
可以看到股骨头
骨骺中心

4~6周

全部反射⇨回声⇨　　　　　　　　　　骨化⇨可以看到
可以看到股骨头　　　　　　　　　　　股骨头骨
骨骺中心　　　　　　　　　　　　　　骺中心

■图2.4　骨化核超声表现的解释

2.4.2　骨化核超声检查中遇到的问题和困难

· 半月现象（图2.5）：超声波声束穿过外侧至内侧遇到大块的、钙化的骨化核，回声被从骨化核的外侧面反射回来而内侧没有显示；大块的骨化核因此呈现为新月形或半月形回声。

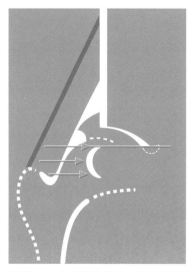

■图2.5　当股骨头部分骨化时会出现半月现象。骨化的股骨头骨化核阻挡了声波，使髂骨下肢位于声影之中，这样的婴幼儿髋关节超声影像不能用于诊断

• 误诊（图 2.6）：超声中的骨化核不能像 X 线片中那样用于判断股骨头和髋臼的相互关系。它不是圆形，并不一定在股骨头中心，且只能显示出外侧轮廓。如果试图像测量 X 线片一样在超声图像上画线，得到的关于髋关节的印象通常是错误的。

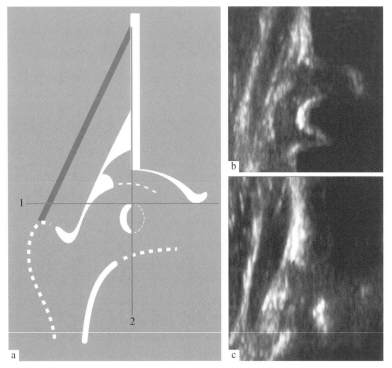

■图 2.6 a. 应用放射学标准和通过股骨头骨化核的测量来评价髋关节的病理得出髋关节半脱位的错误印象；1，Hilgenreiner 线；2，垂直线。b. 假性髋关节半脱位，并有半月现象。c. 与 b 中显示的是同一个髋关节。股骨的旋转改变了股骨头内的半月现象的投影，使假性半脱位得以"复位"

• 确定骨化核的大小：因为它不是圆形且不一定在股骨头中心，所以无法确定超声声束遇到的是骨化核的哪一部分。这随着股骨头位置的变化而改变。如果超声声束遇到骨化核的最大直径，则回声强烈；

> **注：无法通过超声对骨化核的大小做可重复性的测量。**

如果它遇到骨化核的边缘，则反射较少。在这种情况下，绝大部分骨化核位于超声探测平面之外。

• 超声检查受到股骨头骨化核的限制：髋关节超声检查中最重要的参考点是位于髋臼窝内的所谓髂骨下肢。如果试图确信获得了通过髋臼中心的正确平面，这个标志是必需的。如果在超声图像上看不到"髂骨下支"，就无法进行诊断，因为不能对髋关节进行分类（例外的情况，见 3.2.4 部分）。

> 注：除非看到髂骨下肢，否则超声图像无法使用（唯一的例外见 **3.2.4** 部分）。如果有一个大块的股骨头骨化核，它阻止了超声波声束而无法看到髂骨下肢，那么就无法做出诊断。这种情况下，应该采用其他影像学检查方法。髋关节骨化的程度是髋部超声检查的限制因素，因此患儿的年龄也只是间接限制了髋部超声检查的使用。

2.4.3　滑膜皱褶和关节囊

股骨头外侧为关节囊所覆盖，关节囊还包裹股骨颈并逐渐移行为大转子的软骨膜。股骨颈处关节囊反折并移行为软骨膜的点即为滑膜皱褶（图 2.7）。

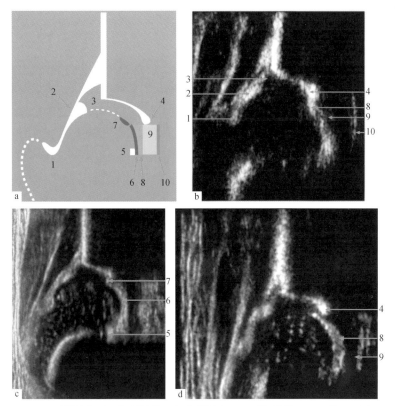

■图 2.7　识别婴幼儿髋臼解剖结构（超声所见）。1，滑膜皱褶；2，髋臼盂唇；3，透明软骨形成的软骨性髋臼顶；4，髂骨下肢；5，横韧带；6，圆韧带；7，中央陷窝；8，髋臼窝脂肪组织；9，Y 形软骨；10，骨盆内面 Y 形软骨软骨膜

超声中看到的滑膜皱褶可以勉强定义为明亮的回声或两条平行相邻的线性回声。

提醒：滑膜皱褶的回声常被误以为是髋臼盂唇。

如果从股骨头表面的滑膜皱褶沿关节囊向头侧前行，会发现在关节囊内面髋臼盂唇的回声。髋臼盂唇旁边是低回声的、髋臼顶的透明软骨部分，其内侧是骨性髋臼的强回声。骨性髋臼最内侧是髂骨下肢。其尾端是低回声的Y形软骨。Y形软骨外侧表面是臼窝内低回声的脂肪组织。脂肪组织和股骨头之间可以见到圆韧带的强回声。圆韧带止于股骨头中央陷窝，止点处呈现强回声（注意：此回声常被错当成髂骨下肢）。

注意：沿滑膜皱褶至关节囊时，应当心不要沿肌间隔而是沿关节囊的回声前行。这种错误常见于偏心型的Ⅲ型或Ⅳ型髋关节的超声检查。

2.4.4 所谓的液体膜

大多数情况下，股骨头和髋臼软骨部分紧密接触，因此看不到狭窄的关节间隙。但在有些超声图像中，可以看到股骨头表面清晰的无回声曲线，这就是所谓的液体膜，并显示为"排空现象"（气泡在超声中为明亮的移动回声）。

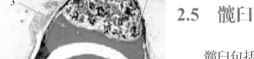

图 2.8

■图 2.8 识别软骨和骨性髋臼的解剖结构。1，髋臼盂唇；2，髂骨下肢；3，髋臼顶的软骨部分

2.5 髋臼

髋臼包括骨性和软骨部分（图 2.8）。软骨部分包括臼顶的透明软骨和髋臼盂唇的纤维软骨。髋臼盂唇是髋臼最边缘的部分，在其环形的尾侧移行为横韧带，跨越了髋臼切迹。横韧带不是超声检查要找的结构，但有时可以看到。纤维软骨的髋臼盂唇在切面上看或多或少呈三角形，有很强的回声，但是臼顶的透明软骨显示为弱回声，所以看起来像是存在"回声间隙"（例外的情况，见5.3、5.5 部分）。

2.5.1　髋臼顶透明软骨的软骨膜

软骨膜是软骨臼顶的外侧边界。远端同关节囊相连而近端和髂骨骨膜相融合。软骨膜的近端较厚，回声强（图 2.9a），被称为近端软骨膜。远端较薄，回声弱或无回声，因此超声检查会形成所谓"软骨膜间隙"表现。

注意： 近端软骨膜回声会被错当成髋臼盂唇！

当使用高分辨率超声设备时，会看到"近端软骨膜"的强回声包括三部分（图 2.9b、c）：近端软骨膜本身、关节囊附丽的一部分和股直肌反折头的腱性部分。在这些回声和位于关节囊上产生回声的坐股韧带之间，回声有明显的中断，即所谓软骨膜间隙。

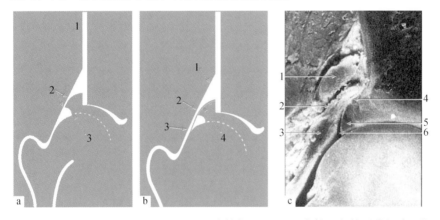

■图 2.9　a. 1，近端软骨膜（一个强回声结构）；2，回声较差的软骨膜间隙（位于近端软骨膜和关节囊之间）；3，髋臼盂唇。b. "近端软骨膜"回声强。它的影像包括四个不同的结构：1，股直肌的腱性部分；2，包含脂肪垫的关节囊近端附丽；3，坐股韧带；4，软骨膜。c. 1～4 同 b；5，髋臼盂唇；6，髋臼盂唇周围凹陷

2.5.2　髋臼盂唇

髋臼盂唇切面为三角形，位于关节囊内面。其和关节囊之间无附着而有小的凹陷。髋臼盂唇的基底部固定于臼顶的透明软骨上（图2.8～图2.10）。

如何确认髋臼盂唇

髋臼盂唇有时很难在一张超声图像中辨认出来。有时（如在Ⅲb型关节），髋臼盂唇不能与同样也产生回声的透明软骨顶区别开来。如果在困难的情况下需要辨认髋臼盂唇，以下"盂唇向导"四项中的一项可用于定位盂唇（图 2.11）：

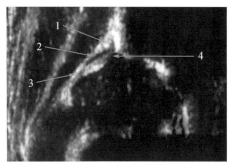
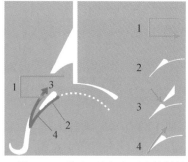

■图 2.10　"近端软骨膜"和解剖结构，依据图 2.9b 所示的图例，图中数字含义同图 2.9

■图 2.11　髋臼盂唇可以用所谓的髋臼盂唇定义来定位。右侧："盂唇定义"的符号表示，图中数字指盂唇识别的 4 种方法

1. 盂唇的回声总是位于关节囊内面透明软骨臼顶"回声间隙"的外侧和远端。

2. 盂唇总是和股骨头相邻。

3. 盂唇总是位于软骨膜间隙的尾端。

4. 盂唇位于关节囊轮廓和股骨头表面分开的部位（用于定位 III b 型髋关节中的盂唇）。

如果仍然无法找到髋臼盂唇，说明缺少截面中三个标志中的一个，这种情况下的超声图像不能用来诊断。

2.5.3　髋臼窝

髋臼窝的解剖相当复杂，所出现的结构在髋部超声检查中有着不同的意义（图 2.7、图 2.8）。

髂骨下肢

依据患儿年龄不同，髂骨下肢厚 1～3mm。髂骨下肢必须辨认清晰，其是正确截面的基本标志，如果髋关节不是偏心的，必须可在超声图像上清晰看到。在解剖上，髂骨下肢位于髋臼前后边缘之间大致一半的位置，并形成声影。髂骨下肢的尾端是低回声的 Y 形软骨。Y 形软骨的尾端，在某些平面上可以看到坐骨强的回声（图 3.4）。

脂肪和结缔组织

在髋臼窝底部的脂肪垫和结缔组织，可以看到其是覆盖在髂骨下肢上的弱回声。

圆韧带（股骨头韧带）

在髋臼窝底部可以完整或部分看到该线形结构。它是一条从中央陷窝部位附丽于股骨头到髋臼下缘附丽点的强反射（回声）。一定不要将这个强回声与髂骨的回声相混淆。

髋臼横韧带

其位于下方，跨越髋臼切迹之上形成连续的髋臼盂唇。在新生儿中特别明显。

2.5.4　骨性边缘的定义

1.骨性边缘是骨性髋臼窝凹面最外侧的点。

2.骨性边缘是骨性髋臼顶凹面移行为髂骨凸面的转折点（图 2.12）；简言之，即凹面变为凸面的点（凹变凸）。

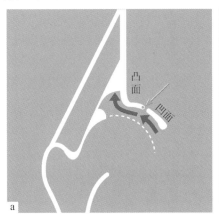 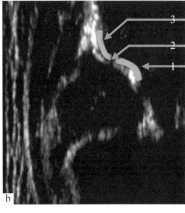

图 2.12b

■图 2.12　a.骨性边缘指骨性髋臼顶凹面移行为髂骨凸面的转折点（此转折点用箭头标记）。b.1，凹面；2，包含声影的转折点（测量点）；3，凸面

注：在识别骨性边缘时，重要的是要从髋臼陷窝的"凹面"开始，从髂骨下肢开始由内向外朝近侧移动。如果反过来，从髂骨开始，由外向内朝尾侧看，髂骨轮廓正常的不规则性可能导致这个重要的标志定位不准确，即可能太靠近侧。往往有一个小的声影刚好在髋臼轮廓的骨性边缘发生移行这一点的内侧。

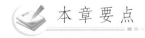 本　章　要　点

• 额状面的"解剖投影"，也就是将超声影像竖直过来，看到的超声图像如同是前后位 X 线片显示的右侧髋关节。

• 股骨的软骨和骨结合部的形态随发育而变化，呈现出三种形态中的一种。

- 股骨头和股骨头骨化核都不是圆形的。骨化核并不是股骨头解剖学上的中心。
- 采用超声方法不能准确测量股骨头和股骨头骨化核的大小。股骨头骨化中心的扩大是髋部超声检查受限因素。股骨头的钙化只是成熟的标志。
- 如果采用超声检查能看到骨化要较 X 线片早 6 ～ 8 周，可以比较一个髋关节的超声图像及其 X 线片。超声显示的是 6 ～ 8 周及之后才在 X 线片上看到的东西。
- "近端软骨膜"是几个临近结构回声的总和。
- 髂骨下肢在超声图像中是髋臼的中点。
- 髋臼的骨性边缘是髋臼凹面移行变为髂骨凸面的转折点。

3 标准平面

3.1 "标准平面"的原则

为了能重复测量，需要始终使用相同的通过髋关节的超声截面，这将在3.2部分做更详细的解释。一个平面需要通过定义空间中的三点来确立。

在髋关节超声检查中，这三点是：

1. 髋臼窝深面的髂骨下肢（图3.1~图3.4）。

2. 臼顶的中部。

3. 髋臼盂唇。

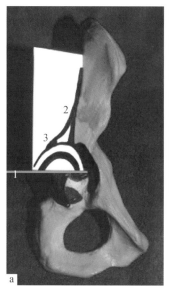

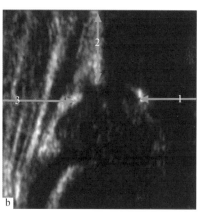

■图3.1 a.冠状面上的婴幼儿髋关节超声图像有三个标志：1，作为截面旋转轴的髂骨下肢；2，臼顶的中部（标准截面）；3，髋臼盂唇。b.1，髂骨下肢；2，正确的平面；3，盂唇

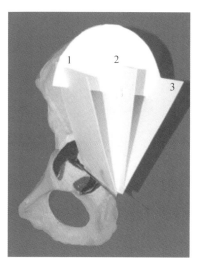

■图3.2 通过髋臼不同截面的超声图像，旋转轴通过骨性髂骨下肢。1，前平面；2，标准（正中）平面；3，后平面

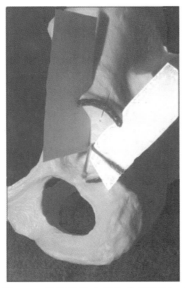 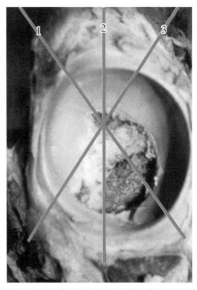

■图 3.3　截面分别向前和向后倾斜，倾斜导致超声束的偏移，盂唇反射较差，不能清晰显示

■图 3.4　典型的髋臼顶轮廓：1，前部截面；2，标准平面；3，后部截面

　　如果三个标志中的任意一个缺少或者没有显示清楚，则超声图像就没有价值，不能用于诊断，唯一的例外情况将在 3.2.4 部分叙述。

　　三个标志的重要性：髂骨下肢是髋臼的中心，如果这个标志未在超声图像中看到，则表示截面没有通过髋臼的中心。即使截面和髋臼盂唇似乎得到正确显示，没有看到这个至关重要的髋臼中心点，即髂骨下肢，对于中心性的髋关节也不能作出诊断。

> 注："没有髂骨下肢，就没有诊断"（仅一个例外情况，见 3.2.4 部分）

3.2　变异的股骨头骨覆盖问题

　　追溯到进化的原因，从四足爬行到直立行走（这期间骨盆发生了旋转），骨性髋臼顶后部的发育较中部或前部更好（图 3.4）。通过三个截面在髋臼正上方的特征性的髂骨形态，我们可以分辨出截面穿过了前部、中部还是后部。如果对同一关节的前部和后部的截面进行比较会发现，显然后部的骨性覆盖要较中部或前部发育得好。

3.2.1 后部切面的形态

如果采取标准的垂直投射，骨性边缘上方的髂骨轮廓凹向图像的右侧，即远离探头。这个凹陷是位于髂骨翼后部的臀肌陷窝。骨性边缘本身呈现圆钝或者"鼻形"。

3.2.2 中部切面

骨性边缘上方的髂骨轮廓平直且平行于探头（和显示器的边缘）。

3.2.3 前部切面

骨性边缘上方的髂骨轮廓向外侧倾斜，朝向探头。
具体见图 3.5～图 3.7。

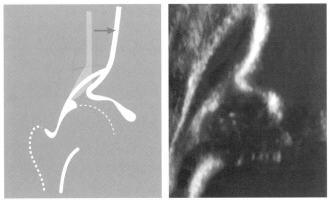

■图 3.5　后部截面。用解剖投影作为参照，髂骨后部截面的轮廓偏向右侧，远离探头（箭头）

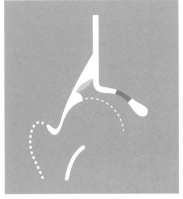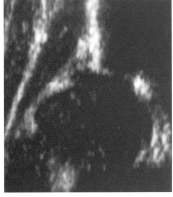

■图 3.6　中部截面（标准平面）。髂骨的轮廓是直线，平行于探头

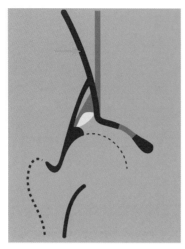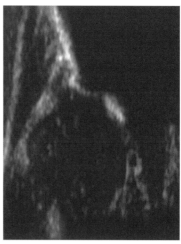

■图 3.7　前部截面。髂骨的轮廓偏向左侧，朝向探头（箭头）

3.2.4　典型截面轮廓的例外和变异

除了显著偏心的髋关节外，总是必须看到髂骨下肢。当股骨头滑出髋臼，其不仅向上，同时也向后滑脱，因此移位的股骨头与髋臼以及髋臼的髂骨下肢处于不同的平面上。操作者如果跟随着移位的股骨头，探测到的超声平面就不再是标准平面。股骨头移位的方向意味着我们看到的往往是后部的截面（图 3.8）。

对于脱位的髋关节，重要的是区别股骨头在何处压迫臼顶的透明软骨：向头侧（Ⅲ型）还是向尾侧（Ⅳ型）。

对于偏心（＝脱位）的关节，即使看不到髂骨下肢，也能分辨是Ⅲ型还是Ⅳ型。

提示： Ⅲ型和Ⅳ型的区别是形态上的，而不是靠测量决定的。

在 3.2 部分论述的有关定位的判别方法（图 3.4～图 3.7）：前部截面，轮廓偏向探头；中部截面，轮廓平行于探头；后部平面轮廓为凹型且偏离探头。该判别方法在多数情况下都是准确的，除了在一些具有显著扁平的发育不良（臼）的偏心的关节，这种情况下，中部平面看起来像前部平面。

唯一持续可重复的扫描截面是后部截面，因此其是臼顶断层样检查的起始点，可用于当标准位置检查无法立即得到一个平行于探头的髂骨轮廓时。在这些情况下，应仔细检查髋关节以找到标准平面，起始于后部截面，"一步一步"缓慢旋转向前直至截面移出臀肌陷窝。

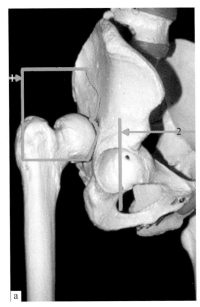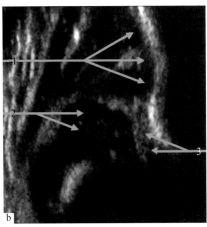

图 3.8　a. 成人骨骼模型显示髋脱位的原理：股骨头偏心到背侧和头侧方向。股骨头位于后方，在标准截面上看不到，只能在后部截面上看到。因为标志点位于不同的截面，所以髂骨下肢往往不能和股骨头在同一平面看到。1，通过臀肌陷窝的平面；2，标准平面。b. 1，后部平面，臀肌陷窝是凹陷的；2，脱位的股骨头；3，变形了并被压向下方的软骨臼顶（根据 a，这是一个 IV 型髋关节的例子）

3.2.5　臼顶中部截面的定义

在确认后部截面后，截面围绕髂骨下肢旋转，直到离开臀肌陷窝，就到达了中部截面。这是容易判别的，即凹型轮廓变直了。"直"并不意味着一定要平行于显示屏的边缘。

重要的应用提示

判别方法：

· 后部截面：远离探头（髂骨轮廓为凹形且偏向显示屏的右侧）。

· 中部截面：髂骨的轮廓平行于探头（平行于显示屏）。

· 前部截面：髂骨的轮廓倾向探头（髂骨回声偏向显示屏的左侧）。

这在日常寻找标准截面的操作中通常有效。如果出现某种如 3.2.1～3.2.3 部分描述的原因，定位有困难，那么可先找到后部平面，再以断层样的方式旋转探头，从后方平面达到准确的中部截面（3.2.5 部分）。

> **重要提示：** 原则上讲，髋关节超声检查总是"动态检查"。从不同的截面中选择唯一一个标准截面用于诊断，确保其可重复性。另外，在某些情况下施加"应力试验"是用于评估髋关节是否稳定。

3.2.6　重复性的问题

臼顶的中部在直立行走的位置基本上是承重的部位。尽管原则上臼顶不同的截面都可以作为检查的断层，但为了得到一个可重复的、用于比较的标准截面（标准截面 = 测量截面），必须只用中部平面。

只有标准截面可用于评估和测量，不在标准平面的截面不宜用于诊断和治疗（例外的情况，见 3.2.4 部分提及的偏心的关节）。

如果看到髂骨下肢，就能判断截面是否通过臼顶的中部，或者偏前还是偏后。如果能看到它，就可以通过髋臼上方髂骨的轮廓形态确定臼顶的中部（见 3.2 部分）。

只有当髂骨下肢和截面都正确显示时，确定第三个标志——髋臼盂唇才有意义。髋臼盂唇有时难以看到，但是它的位置必须确定，即便是盂唇在超声上不能作为一个单独的结构来显示，如Ⅲ b 型关节（见 5.3 部分），软骨顶整个是有回声的。使用"向导"确定盂唇的位置，有助于判别细小的、难以确定的盂唇。如果盂唇未显示，则超声图像是没有用的。如果超声声束垂直于盂唇，盂唇常能良好显示。但是如果超声声束倾斜，盂唇就可能完全看不到（图 3.3）。

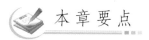

本 章 要 点

- 一个平面需要三个坐标（标志）。
- 标准平面的确定包括：髂骨下肢；骨性臼顶的中部截面；髋臼盂唇。
- 髋关节必须在标准平面上评估和测量（例外：偏心的髋关节——评估但不测量）。

4 识别解剖结构、检查标志点和倾斜效应

在评估髋关节超声图像之前，我们首先要系统地识别超声图像上各个回声点的相应解剖结构。识别解剖结构之后，才能判断超声图像是否符合髋关节标准截面的条件。解剖结构的识别要先于截面标志点的检查，不能颠倒顺序。

最后检查平面的倾斜情况（第 12 章）。

4.1　解剖结构的识别

核查顺序 1：为了避免错误，我们常常以下面的顺序来识别髋关节的解剖结构（图 4.1）：

1. 软骨和骨的结合部（股骨近端的骺板）。

2. 股骨头。

3. 滑膜皱褶（避免与髋臼盂唇相混淆）。

4. 关节囊（避免与肌间隔相混淆）。

5. 髋臼盂唇（详见 2.5.2 部分的解释）。

6. 自外向内固定的髋臼顶解剖结构顺序：

• 盂唇

• 髋臼软骨顶

• 骨性髋臼

• 正如a-b-c的顺序：这里相应称为"固定的顺序"或"标准的顺序"。

7. 定义骨性边缘，即髋臼窝的凹面转向凸面的那一点（详见 2.5.4 部分）。

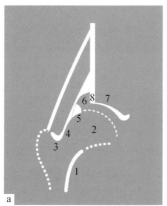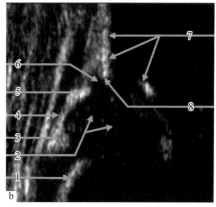

■图 4.1　a. 识别婴幼儿髋关节超声图像中各个解剖结构的正确顺序：1，软骨和骨的结合部；2，股骨头；3，滑膜皱褶；4，关节囊；5，髋臼盂唇；6，透明软骨构成的髋臼顶；7，髋臼顶的骨性部分；8，骨性边缘：凹面向凸面的转折点。b. 识别婴幼儿髋关节超声图像中各个解剖结构的正确顺序（见 a）

4.2 检查标志点

核查顺序 2：识别了解剖结构之后，检查超声图像，看看是否为正确截面的图像。为了定义一个三维空间的截面，需要三个坐标或标志点。

为了得到一个可以诊断和测量的超声图像，三个标志点必须同时存在：髂骨下肢、髋臼顶的中部截面和髋臼盂唇（图 4.2）。

首先检查髂骨下肢的端点是否显示。倾斜检查探头有可能获得看起来像标准（中部）截面那样的髂骨轮廓，但是这个截面并没有通过髋臼的中心。为了避免这样的错误，当评估截面时，首先必须确认找到中心点（髂骨下肢）。

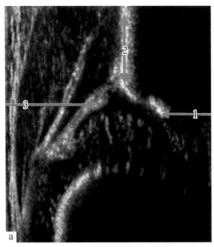
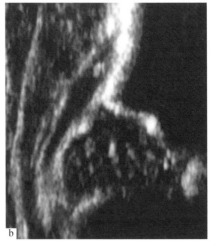
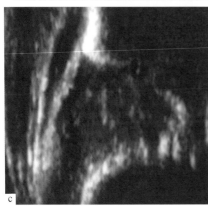

■图 4.2　a. 在阅读超声图像前首先要按顺序清点解剖结构的标志点。1，髂骨下肢；2，标准截面；3，髋臼盂唇。只有三个标志点都存在，该超声图像才可用于阅读。b. 超声探头后倾所获得的超声图像：髂骨下肢清晰可见，但是截面偏后。这种超声图像不能用于诊断分析。c. 通过后部截面所获得的超声图像：髂骨下肢和盂唇都看不到，这种超声图像不能用于诊断分析

髋关节超声检查最重要的指导原则，简而言之就是三个标志点：

- 髂骨下肢
- 截面（髋臼顶的中部截面，见 3.2 部分）
- 盂唇

缺少以上三个标志点中任意一个，则该超声图像就不能用于诊断评估。

例外情况： 在一个偏心型髋关节中，脱位的股骨头滑出了髋臼窝，向后上方向脱位，导致股骨头脱离了标准截面。在这种情况下，通常不能看到髂骨下肢，截面也通常偏后。这些超声图像可用于描述性（从解剖结构方面）的评估（是Ⅲ型还是Ⅳ型），但肯定不能用于测量（见 3.2.4 部分）。

> **注：** 要特别注意三个标志点的鉴别顺序。只有髂骨下肢在图像上显示了，才能进一步检查截面，最后确定盂唇。

4.3 检验髋关节超声声像图

检验髋关节超声声像图总是从解剖结构的识别开始（髋板、股骨头……盂唇……凹面、凸面？），只要有一个解剖结构点不能清晰识别，这个超声图像就不可采用。

只有当三个标志点（髂骨下肢、髋臼顶的中部截面和盂唇）都清晰可见，才能获得标准平面，这样的髋关节超声图像才能进一步用于诊断性评估。

附加检验：

1. 是否存在倾斜效果？
2. 采集图像的比例是否正确（至少为 1 ∶ 1.7）？不要用比例更小的超声图像。

> **重要提示：** 检查髋关节超声声像图（核对解剖结构和标志点）。

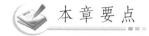

本 章 要 点

- 除了偏心的髋关节，髂骨下肢都必须存在。
- 只有三个标志点都清晰可见，髋关节超声图像才能用于评估（除了偏心的髋关节，见上文）。
- 通过骨性髋臼边缘近侧髂骨的形态，可以区分前部、中部（标准）和后部截面。
- 当寻找标准平面出现困难时，可以先从后部截面开始，围绕髂骨下肢慢慢旋转，直至找到标准平面。
- 只有标准平面的超声图像才能用于测量。
- 解剖结构的识别要始终先于标志点的检查。

5 分 型

　　超声的类型与髋关节病理变化相关，而与股骨头脱位的高度无关。股骨头脱位的高度并不能自动与解剖学上畸形的严重程度相关联。

　　髋关节脱位的两种形式：

　　1. 胚胎发育时期的髋关节形成不良。股骨头、髋臼表现出严重的畸形，股骨头从来没有在正确的位置（胚胎畸形）。盂唇、骨顶和透明软骨的细胞结构从来就不是正常的（多关节挛缩）。

　　2. 最初，股骨头是位于髋臼内的，但是由于一定的生物力学因素使其正常的发育停止，股骨头开始滑出髋臼，导致髋臼变形［发育性髋关节脱位（DDH）］。

　　基本原理：

　　如果股骨头滑出髋臼窝，这个脱位的过程将导致畸形。这个过程最初是涉及臼顶的软骨部分，但骨性部分也不可避免地会受到损害。在脱位的过程中，股骨头在臼顶留下"研磨的痕迹"。

　　通过对软骨和骨性髋臼病理改变的正确分析，可能会明确影响髋关节的病理严重程度。最终这些病理改变需要通过治疗来逆转，而不对股骨头造成医源性的损伤（缺血性坏死）。髋关节超声"分型"因而是对骨性和软骨性的髋臼进行分型。分型越是精准，治疗就越恰当和确切。

5.1　Ⅰ型髋关节

　　Ⅰ型髋关节发育成熟。我们希望最迟在婴儿3月龄末获得Ⅰ型髋关节。不要使用"正常"或"健康"这类词语来表达Ⅰ型髋（在什么年龄阶段，何种情况才是正常或健康的呢？），请使用术语"成熟"来表述Ⅰ型髋关节。骨性边缘锐利或稍钝（图5.1）。软骨性臼顶包绕股骨头，将股骨头紧紧抱在臼窝内（软骨"覆盖"股骨头）。Ⅰ型髋关节表现为出生即可出现，此时超声检查可发现股骨头骨化核。

　　问题：Ⅰ型髋关节在什么时候会退化？

　　回答：当存在以下情况时会退化。

　　1. 神经肌肉异常：这会导致髋关节部位的肌力不平衡，而这些力量对髋臼的生长影响甚大。由于病理性的肌张力，髋关节部位力量的平衡会发生改变，出现异常或不适当的生长（例如，双侧瘫痪）。

　　2. 髋关节渗出液：在髋关节炎症的情况下，由于渗出液的原因，关节对应关系发生改变（膨胀—脱位）。股骨头从发育良好的髋臼内脱出。

　　3. 错误的诊断：原本就不是Ⅰ型的髋关节。

　　4. 早期偏心型髋关节：（"继发的发育不良"）经过治疗并已变为Ⅰ型髋关节应该定期进行放射学检查直至发育成熟。由于一些尚未明确的原因，生长的异常可能在以后发生。起初"治愈"的关节以后也可能会再次发育不良。

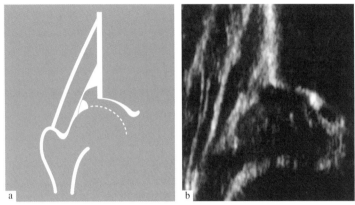

■图 5.1　a. 骨性臼顶良好；骨性边缘是锐利的；软骨臼顶覆盖股骨头。b. 根据 a 所做的描述：标准截面；Ⅰ型髋关节

　　对这种现象可以解释为：在股骨头移位的过程中对臼顶的软骨与骨交界部位产生一定损伤。结果，即使使用了正确的治疗方法，骨化也是不完全的，最终导致骨性髋臼顶发育不良。

5.2　Ⅱ型髋关节

　　Ⅱ型髋关节这也是一个中心性的关节，但是骨性臼顶发育有"缺陷"，骨性边缘圆钝，臼顶的软骨部分显得相对较大，然而其包绕着股骨头，完全性的覆盖（骨性髋臼和软骨性髋臼）将股骨头紧紧地抱在臼窝内（图 5.2）。

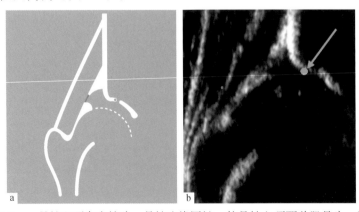

■图 5.2　a. 骨性臼顶存在缺陷，骨性边缘圆钝，软骨性臼顶覆盖股骨头。注意：骨性边缘可以根据其形状进行描述：锐利 / 圆钝 / 扁平。b. 断层图像显示，骨性边缘（如箭头所示）正好是从凹面到凸面的转折点（测量点）

定义：

· 缺陷：真正的缺陷或发育不良。股骨头的骨性覆盖对于相应年龄阶段来说是不足的（Ⅱa型，Ⅱb型，Ⅱc型）。

· 充分：即合适的。"充分"这个词用于如下情况，即相对于年龄阶段呈现为关节发育成熟，但生理上仍然是不成熟的［Ⅱa（＋）型；参见8.1.1部分］。只有通过测量才能确定Ⅱa/b型和Ⅱc型之间的差异，有关测量技术将会在8.1.1部分介绍。D型是偏心型髋关节的第一阶段，将在8.2.2部分介绍。

5.3　Ⅲ型髋关节

Ⅲ型髋关节为偏心型（脱位的）关节。骨性髋臼发育不良，骨性边缘是扁平的，软骨性臼顶被推向头端，即向上移位。由于骨性发育不良，股骨头已经脱位。由于脱位，股骨头把大部分软骨臼顶推向头端，只有一小部分软骨被压向尾端（向下），朝向原发髋臼（图5.3）。

Ⅲ型髋关节可以再分为Ⅲa型和Ⅲb型：

· Ⅲa型：股骨头把软骨臼顶推向头侧，但是剪切力没有造成臼顶透明软骨的组织学变化，因而透明软骨仍然是低回声的，可见其"声洞"。

· Ⅲb型：由于脱位的股骨头作用在变形的软骨臼顶上的压力和剪切力，透明软骨结构发生了病理变化。这些改变使透明软骨内产生回声。这种发生在偏心型髋关节臼顶的透明软骨内的回声被定义为"结构异常"或"退变"。Ⅲb型髋关节罕见，由于开展早期筛查，该类型髋关节很少见到。

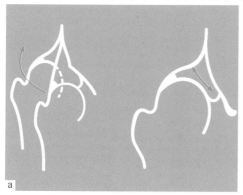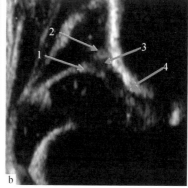

■图5.3　a. 偏心的股骨头向上挤压软骨臼顶。大部分软骨被推向上方，而一小部分被挤向下方。股骨头处于再次塑形。透明软骨臼顶的回声和股骨头的回声是一样的。b. 骨性臼顶发育差，骨性边缘扁平，而软骨臼顶向上脱位。软骨臼顶的回声与股骨头相比没有区别：两者的结构都是透明软骨。印象：Ⅲa型髋关节。1，髋臼盂唇；2，"近端软骨膜"；3，向头侧移位的透明软骨臼顶；4，扁平的骨性边缘

5.4　Ⅳ型髋关节

　　Ⅳ型髋关节也是偏心的。脱位的股骨头将软骨性的臼顶推向下方（尾端），朝向原发髋臼。Ⅲ型和Ⅳ型髋关节都是脱位的关节。"半脱位"只是临床上的一个术语，不适用于Ⅲ型髋关节。

　　注意：通过观察软骨膜的走向可以区分Ⅲ型和Ⅳ型髋关节（图5.4）。软骨膜可提示臼顶透明软骨的部位：头端或尾端，这与盂唇位置无关。如果软骨膜斜向头端，就是Ⅲ型髋关节。如果软骨膜是水平的，朝向骨性髋臼或者伸向尾端，然后抬起朝向骨性髋臼顶（槽状的），就是Ⅳ型髋关节。

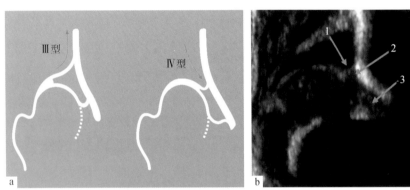

■图5.4　a. Ⅲ型和Ⅳ型髋关节的比较：Ⅲ型髋关节中，软骨膜向上移位。Ⅳ型髋关节中，软骨膜产生的回声伸向下方，或者向骨性臼顶水平走行；软骨臼顶被挤压在股骨头和骨性臼顶之间，被压向原发髋臼方向。软骨性臼顶不再覆盖股骨头。b. 超声图像，根据a：1，软骨膜伸向下方；2，软骨臼顶向下移位；3，脂肪组织填充空虚的髋臼窝

5.5　骨化与退变的差异

5.5.1　骨化

　　Ⅱ型（中心型）髋关节，宽大但尚未骨化的软骨臼顶最终一定会骨化转变成为Ⅰ型髋关节。这个透明软骨骨化的过程与股骨头骨化核的发育相同。因此，作为骨化过程的结果，透明软骨中出现回声。如同在骨化核（见2.4.1部分）中出现回声一样，超声检查发现骨化要比X线

检查更早。因此，同期对髋关节进行检查，超声图像显示的髋关节比 X 线片上所显示的发育更好。超声检查发现可以比 X 线提早 4~6 周。这种"次级"骨化的一个例子就是，骨性边缘的改善和形状的改变。这种继而发生的骨化不是通过透明软骨的回声来表现的，而是在"充分"的骨性覆盖的情况下通过骨性边缘轮廓变锐利来表现的（图 5.5）。

因此，骨性边缘轮廓变锐利一直是预后好的征象。

5.5.2　结构性异常（退变）

由于压力和剪切力的作用，透明软骨发生退行性改变，导致透明软骨内产生回声，这被定义为"结构异常"。不管是因为骨化还是退变，其回声表现是一样的。其原因到底是什么，只能通过判断髋关节类型来确定。

注意：中心型关节发生骨化。偏心型关节发生退变。

5.5.3　如何评估臼顶透明软骨的回声

在以下情况下，无论是骨化还是退变，臼顶透明软骨仅可以称为有回声的：

1. 和股骨头相比（图 5.6）。为了排除机器因素（人为因素）产生的回声，必须将臼顶透明软骨的回声和股骨头部位透明软骨产生的回声作比较。

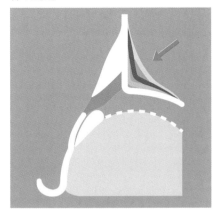

■图 5.5　示意图描述有缺陷臼顶的生理性成熟：骨性边缘经历了变化，其形状随着时间发生改变，并向软骨性的臼顶延伸。骨性边缘在软骨性臼顶内的延伸改善了骨性臼顶的形状

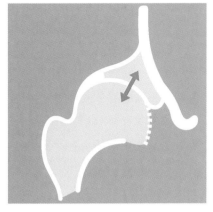

■图 5.6　评估软骨臼顶的回声：来自臼顶透明软骨的回声必须与来自股骨头透明软骨的回声进行对比

2. 假象（图 5.7）。在臼顶透明软骨的近侧，近侧软骨膜和髂骨之间，可以发现额外的回声，这是假象（回声），并非透明软骨内的结构性改变。如果整个臼顶的透明软骨都受到影响，那么臼顶的透明软骨仅可以被称作"有回声的"。这在区分Ⅲ a 型和Ⅲ b 型时特别重要。由于脱位时软骨性臼顶发生移位，使得近侧的软骨膜和相邻的股直肌腱性部分受到挤压。由于上述原因所产生的回声不能被当成臼顶透明软骨近侧部分的退变。

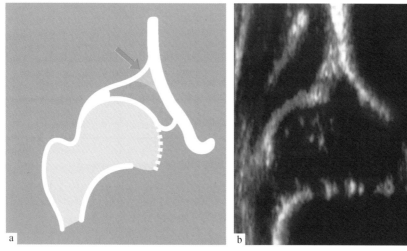

■图 5.7　a. 来自软骨臼顶近侧的回声不应与来自其他结构的回声相混淆；b. 婴儿髋关节的超声图像显示臼顶透明软骨近侧部分的回声：混合回声

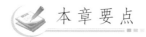 本章要点

- 四种主要超声类型取决于年龄、骨化的程度和移位的程度。
- Ⅲ型和Ⅳ型都是偏心型髋关节，臼顶透明软骨有不同程度的变形。
- 次级骨化意味着骨性臼顶的生长。"退变"意味着臼顶透明软骨结构的病理变化。
- 骨化可以通过超声分型与退变相区分（超声分型髋关节分为中心型和偏心型）。

6 超声分类

6.1 描述

髋臼作为超声检查中的重要结构，这里将对其做一描述。随着时间的推移，一些规范化的术语已被证实对该方面的描述有帮助。然而，必须明确的是，描述只是一个主观的印象，因此不能取代客观的、可重复的和可量化的测量技术。无论如何，描述应该在培训课程期间持续传授和学习，即观察者能够学会系统地分析髋关节，强行将三个基本要素——骨性臼顶、骨性边缘和软骨性臼顶的形态及结构纳入特殊的类别中，这种特殊的分类最终引出诊断。正如描述本身尚不足以做出诊断，但可以获得不断改进的测量技术的补充，描述性术语得到简化并在表6.1中给予概述。

6.1.1 基本术语和可能的变化

· 用于描述骨性臼窝的术语："良好"（Ⅰ型），"有缺陷"（Ⅱ型），"差"（偏心型关节）。

· "有缺陷"是用于描述Ⅱ型关节的。另一种可能用于描述Ⅱ型关节的术语是"合适的"。术语"有缺陷"用在骨性臼窝发育相对于婴儿的年龄来说尚不够好的情况，如Ⅱa（-）型、Ⅱb型和Ⅱc型的情况。

· 术语"合适的"也用于描述Ⅱ型关节；然而，只用于骨的发育与年龄相应的情况，如Ⅱa（+）型。

描述骨性边缘时采用术语"锐利的"（Ⅰ型）、"圆钝的"（Ⅱ型）（图6.1）和"扁平的"（偏心型关节）。骨性边缘的这些轮廓也可以在X线片上观察。两个有着几乎相同髋臼角的不同关节能够表现出不同的骨性边缘轮廓：一个可以是锐利的，而另一个可以是很钝的或者稍呈圆钝的。

软骨性臼顶既可以"覆盖"（覆盖股骨头）也可以被推挤到一边（"脱位的"）。术语"覆盖"用于中心型髋关节，表明软骨性臼顶包裹了股骨头，有助于将股骨头保持在臼窝中。

术语"脱位的"与偏心型髋关节语义相同。股骨头使软骨性臼顶发生变形。如果使用术语"脱位的"，那么它一定是指偏心型关节。还有必要做进一步的区分：

· 软骨性臼顶被推向头端，且无回声为Ⅲa型。

· 软骨性臼顶被推向头端，且有回声（异常的结构）为Ⅲb型（罕见）。

· 软骨性臼顶被推向尾端为Ⅳ型。

表 6.1 髋关节超声分型概要

Graf 分型	骨性臼顶 / 骨顶角 α 角	上方的骨性边缘 （骨性隆起）	软骨性臼顶 / 软骨顶角 β 角	年龄
Ⅰ 型 成熟髋关节	发育良好 α ≥ 60°	锐利的 / 稍圆的（"钝的"）	覆盖股骨头 Ⅰ a: β < 55° （覆盖股骨头较多） Ⅰ b: β > 55° （覆盖股骨头较少）	任何年龄
Ⅱ a（+）型 生理性不成熟 （与年龄相对应）	合适的 （满意的）α=50°～59° （达到的最小成熟度，参 见"超声测量尺"部分）	圆钝的	覆盖股骨头	0~12 周
Ⅱ a（−）型 生理性不成熟 （发育成熟过程中 存在缺陷）	有缺陷 α=50°～59° （未达到最小成熟度，参 见"超声测量尺"部分）	圆钝的	覆盖股骨头	6~12 周
Ⅱ b 型 骨化延迟	有缺陷 α=50°～59°	圆钝的	覆盖股骨头	> 12 周
特例：Ⅱ型 正在发育成熟	有缺陷	锐利的（！）	覆盖股骨头 （因出现骨化而产 生回声！）	任何年龄
Ⅱ b 型（关键年龄） Ⅱ c 稳定型 Ⅱ c 不稳定型	严重缺陷 α=43°～49°	圆钝到扁平	仍覆盖股骨头 β < 77° β > 77°	任何年龄
D 型 偏心型髋	严重缺陷 α=43°～49°	圆钝到扁平	脱位的 β > 77°	任何年龄
Ⅲ a 型 偏心型髋	发育差 α < 43°	扁平的	被挤压到上方：没 有结构性改变 （无回声的）， 近端软骨膜上行 到髂骨轮廓中	任何年龄
Ⅲ b 型 偏心型髋	发育差 α < 43°	扁平的	被挤压到上方：有 结构性改变（有 回声的），近端 软骨膜上行到髂 骨轮廓中	任何年龄
Ⅳ 型 偏心型髋	发育差 α < 43°	扁平的	被挤压到下方（近 端软骨膜呈水平 或槽状的）	任何年龄

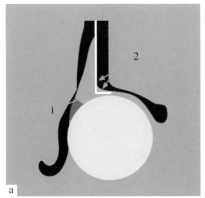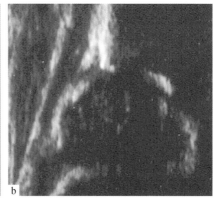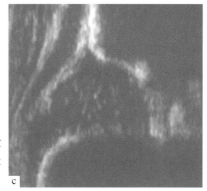

■图 6.1　a.举例：1，锐利的骨性边缘；2，圆钝的骨性边缘。b.骨顶发育良好；骨性边缘锐利；骨顶的透明软骨覆盖股骨头。Ⅰ型髋关节。c.圆钝的骨性边缘的例子，与 b 中图像比较

举例说明：

1. 骨性臼窝发育良好，骨性边缘圆钝，软骨性臼顶覆盖股骨头。诊断：Ⅰ型。

2. 骨性臼窝发育差，骨性边缘扁平，软骨性臼顶被推向头端且有回声。诊断：Ⅲb 型。

3. 骨性臼窝发育良好，骨性边缘圆钝，软骨性臼顶被推向尾端。该描述是不可能的，因为这种髋关节不存在。术语"良好"用于Ⅰ型，而术语"脱位的"用于偏心型关节，这两个术语相互矛盾。另外，股骨头通常不会脱出于发育良好的骨性髋臼（有特例，见 5.1 部分）。

6.1.2　系统描述的特例

对于某一种类型关节的描述性术语见表 6.1 中相应类型的横行上。如果该描述来自于不同的类型，那么最初的诊断通常是错误的。对于上述规则，只有一种特例（见表 6.1 特例）：骨性臼顶有缺陷，骨性边缘锐利且软骨性臼顶覆盖股骨头，这是唯一可以作为特例的描述。

解释： "有缺陷的"描述表示为Ⅱ型关节。软骨性臼顶"覆盖"可以是Ⅰ型也可以是Ⅱ型关节（在上面描述的情况中，软骨性臼顶通常明显宽于典型的Ⅰ型关节）。骨性边缘是"锐利的"这一描述适合Ⅰ型关节。这里存在的明显差异可用次级骨化来解释（图6.2）。

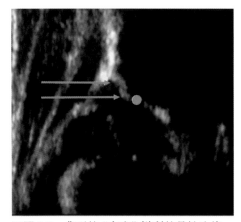

■图6.2 典型的"高度"锐利的骨性边缘，是Ⅱ型髋关节生理性骨化的超声表现。两个箭头指向骨性边缘，圆圈表示转折点

此类关节，通过其骨性覆盖程度的测量，诊断为Ⅱ型关节。然而，发生在软骨臼顶内、在其与骨性髋臼接合处的骨化，已使骨性边缘的形状从"圆钝"变成"锐利"。相似的现象可以在X线片上观察到。发育不良的关节经治疗后，好转的第一个标志就是骨性边缘呈现小的、锐利的轮廓，即便整个髋臼按照较大的臼顶（AC）角来判断仍然是发育不良的。

6.2 声像图的系统报告

髋关节声像图的临床报告必须包括下列几点：

1. 年龄。
2. 描述（关节的对应关系）。
3. 类型。
4. α角，β角。
5. 后续治疗（随访，治疗，或出院）。

编辑超声报告

第一步：辨认解剖结构（髂板—股骨头—滑膜皱褶—盂唇—如前所述的固定的识别顺序—辨认骨缘）。

第二步：检查三个标志点和探头倾斜效应。

第三步：描述结构。骨性髋臼—骨性边缘—软骨性臼顶。

至此可得出初步的髋关节分型，但是必须经第四步，即测量α角、β角来确定。形态描述与测量所得髋关节分型必须一致（相对应）。如果两者有差异，则必须证实是形态描述有误还是测量有误。具体操作中，建议除姓名和出生日期外，年龄（按周龄）也记录在声像图上。

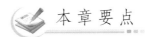 本 章 要 点

- 四个主要髋关节类型，以及相应的亚型（注意年龄）。
- 形态描述给出初步的髋关节分型，必须由测量来确定。描述是主观的，并不能替代测量（要根据事实，而不要凭感觉）。
- 使用正确的、系统性的步骤：
  - 年龄。
  - 描述。
  - 分型（头臼必须相对应）：
    —描述。
    —测量。
  - 进一步的治疗。

7 测量技术

适用于超声检查操作的测量线没有严格的数学定义。测量线产生两个角：骨顶角 α，用来测量骨性髋臼；软骨顶角 β，用来测量软骨臼顶。用这两个角，可以将整个髋臼，包括骨性部分和软骨部分，准确地划分到一个特定的髋关节类型。这个包含 α 角和 β 角的测量系统的优势在于，它不依赖于婴儿的体位，也不依赖于超声声束的投照。它不受股骨头位置的限制，因此与腿的位置无关。另外，它不依赖于股骨头骨化中心的出现。其他包含因子、系数等的测量系统，不能改善测量的结果和精确度。

所有包括股骨头大小、股骨头"中心"或骨化核的测量技术只是目测而已：由于股骨头不是圆形的，而或多或少是椭圆形的，因此无法精确定义其中心，而骨化核也不是股骨头的中心。

7.1　骨顶线

从髂骨下肢这一点向外侧做一"切线"至骨顶，即骨顶线（图7.1a）。

注意：在实际操作中，该定义应理解为向骨顶做"切线"而不是向骨性边缘做切线。

问题：

1. 骨性边缘假象（图 7.1b）。如果聚焦错误，骨性边缘上可能出现一点状条纹。重要的是，不要将骨性边缘假象与实际骨性边缘相混淆。

2. 有关髂骨下肢的问题（图 7.1c）。髂骨下肢必须是一个清晰可辨的回声，而不是一个微弱的回声。

3. 关于髂骨下肢辨识的进一步的问题是由解剖状况引发的。靠近髂骨下肢尾端的是 Y 形软骨的低回声区。在髂骨下肢的外侧可见髋臼窝内脂肪组织的回声。在更外侧处，圆韧带的回声从尾端向头端直达股骨头中央陷窝。因此，由于设备调频差或扫描技术差，脂肪组织的回声有可能妨碍到髂骨下肢的精确辨识。看到的髂骨下肢不是一个点，而是下外方的一个条带。另一个错误是，将髂骨下肢错当成中央陷窝。而这是容易避免的，即轻柔旋转股骨头使中央陷窝的回声消失，而此时髂骨下肢仍位于原位（图 7.1d~e）。

7.2　基线

首先，必须找到骨顶透明软骨最上面的部分。这是近端软骨膜移行

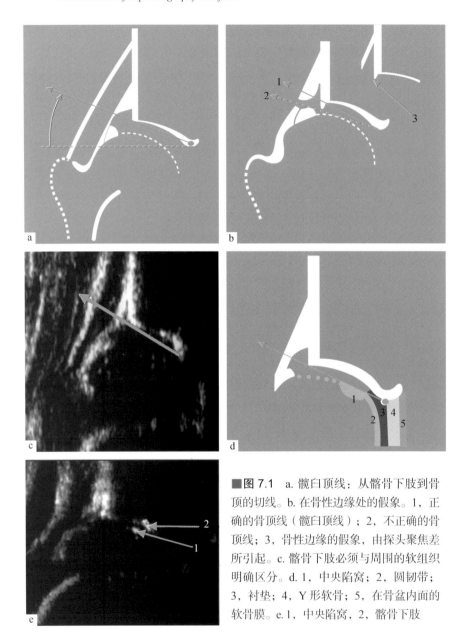

■图 7.1　a. 髋臼顶线：从髂骨下肢到骨顶的切线。b. 在骨性边缘处的假象。1，正确的骨顶线（髋臼顶线）；2，不正确的骨顶线；3，骨性边缘的假象，由探头聚焦差所引起。c. 髂骨下肢必须与周围的软组织明确区分。d. 1，中央陷窝；2，圆韧带；3，衬垫；4，Y 形软骨；5，在骨盆内面的软骨膜。e. 1，中央陷窝，2，髂骨下肢

为骨膜的那一点。解剖上，这里是股直肌腱的上方附丽点。从该点向尾侧画基线与髂骨的回声相切（图 7.2a~c）。

问题：

1. 做出基线可用的测量引导可能非常短。

2. 无法辨别划出基线所必需的起始点的所谓最上面的那一点。这

种情况下，必须用通过髂骨翼声影的附属线来替代基线（辅助基线或辅助线）。

　　辅助基线(辅助线)：超声束穿过肌肉、软骨膜和臼顶透明软骨时，撞到髂骨的外侧壁，穿过表浅的部分，然后被完全反射回来，由此产生一个声影。因而这条线是平行于基线的，无论使用基线还是辅助基线（图 7.2c、d）与骨性臼顶线所做的 α 角都是一样的。骨顶角 α 用来量化骨性臼顶的发育情况。

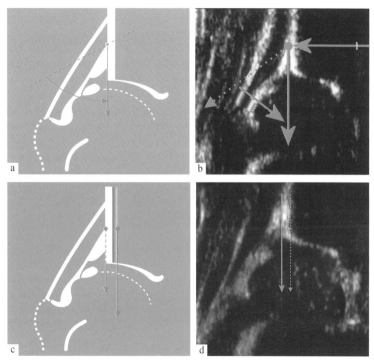

■图 7.2　a. 基线是在软骨顶的上端向髂骨所做的切线；b. 1，软骨骨膜向骨膜的移行处（股直肌腱的附丽点）；c、d. 基线和辅助线

7.3　软骨顶线

　　软骨顶线有时称为“倾斜线”，是骨性边缘与髋臼盂唇中心的连线（图 7.3a~c）。

　　问题：

　　1. 由于没有正确应用骨性边缘的定义，即“凹面向凸面移行处”，使得骨性边缘无法明确定位。骨性边缘不总是基线和骨顶线的交点。基线、骨顶线和软骨顶线三者很少相交于同一点（图 7.3b）。这仅出现在骨性边缘呈锐利形态的 Ⅰ 型关节。

2. 髋臼盂唇的"中点"：在以往的定义中，将髋臼盂唇的尖端作为第二个测量点。然而，遗憾的是，尽管有高清晰度和经过良好调适的设备，盂唇的尖端并不总能显示。由于缺乏精确性，当前使用的第二个测量点被规定为髋臼盂唇回声的"中点"。

基线和软骨顶线的交角是软骨顶角 β，β 角用于测量软骨臼顶。

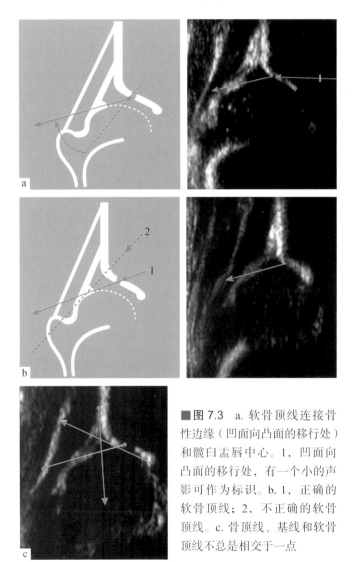

■图 7.3　a. 软骨顶线连接骨性边缘（凹面向凸面的移行处）和髋臼盂唇中心。1，凹面向凸面的移行处，有一个小的声影可作为标识。b.1，正确的软骨顶线；2，不正确的软骨顶线。c. 骨顶线、基线和软骨顶线不总是相交于一点

![笔记本图标] 本章要点

- 测量线给出骨顶角 α 和软骨顶角 β。α 角是骨顶线和基线的夹角（决定骨性臼顶的类型）。β 角是软骨顶线和基线的夹角（决定软骨性臼顶的覆盖）。
- 超声图像放大比例至少为 1 ：1.7，否则测量不够精准。
- 作为一个测量点，骨性边缘必须能被清晰地识别。
- 在描述上，骨性边缘区域是指整个部位的形态（锐利的、圆钝的，扁平的）。在测量上，骨性边缘是一个确定的点（凹面向凸面移行处）。
- 基线、软骨顶线和骨顶线很少相交于同一点。只有在骨性边缘呈锐利形态的Ⅰ型关节中，这些线才会交于同一点上。但该类型很少见（占所有Ⅰ型关节的20%），大多数Ⅰ型关节的骨性边缘是"圆钝的"。
- 必须在标准平面上对声像图进行测量。

注释：为什么这套测量评价系统是 22 套测评系统最佳的？为什么这套系统能够成功应用 30 余年？原因是：任何一条测量线都不是下一条划线的基础。每一条测量线都是独立的，因此如果一条测量线存在错误，那么该错误并非下一条测量线的根据所在。这样虽然错误仍然存在，但该错误没有被"放大"。

8 用超声测量尺进行分型

如果将所有类型髋关节的 α 角和 β 角标在一条直线上，便可做出超声测量尺。用这个超声测量尺，所有髋关节都可以根据它们的类型、成熟程度和测量角度进行分型，同时要考虑到年龄问题。

然后就可以回答以下问题：

——该型髋关节符合该婴幼儿的年龄吗？

1. 适合吗？适合年龄的发育要求，不必监控与治疗。

2. 需要监测吗？

3. 需要治疗吗？或对某些案例来讲先要密切监测，以后可能需要治疗？

4. 肯定需要治疗？

用以辅助超声测量尺的系统是成熟曲线。然而，分型并非绝对，一到两个标准差范围也可用于决定是需要监测还是治疗。

8.1 α 值

将所有的 α 值沿着一条坐标排列开来，就可以分为三大部分（图 8.1）：

1. 中间部分从 43° 到 59°（Ⅱ型髋关节）

2. 60° 及以上（Ⅰ型髋关节）

3. 42° 或小于 42°（偏心型关节；例外情况见 9.2 部分）

重要的转折点首先是在Ⅱ型和Ⅰ型之间，其次是从Ⅱ型到偏心型（稳定还是不稳定？）

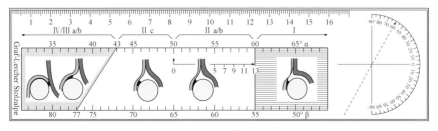

■图 8.1 超声测量尺

注：42° 或小于 42° 意味着髋臼很平，股骨头不能通过髋臼软骨顶保持在原发髋臼中，而从髋臼中脱出。判断是Ⅲ型还是Ⅳ型应根据髋臼顶的畸形情况而不是 α 值。因此不能根据 α 值来判断Ⅲ型和Ⅳ型。Ⅲ型和Ⅳ型的分型是根据解剖而非测量。出生后的第12周末，一定要获得Ⅰ型髋关节，因此 α 值至少是 60° 或者更大。

8.1.1 Ⅱ型关节的亚型

1. Ⅱa型：α值为50°~59°，属生理上不成熟关节。Ⅱa型关节可进一步根据年龄分为Ⅱa（+）型和Ⅱa（-）型。

> 注：由于测量固有的不准确性，不应在婴儿6周龄前区别Ⅱa（+）型和Ⅱa（-）型。

• Ⅱa（+）型：在出生后的前3个月，髋关节以指数方式成熟。保险起见，我们一直把这当作线性成熟来处理。如果期待新生儿在第3个月末获得Ⅰ型髋关节，那么这时α值最少也要在50°。从出生到生后3个月时间内骨化呈线性方式，每周骨化都能达到某个程度。髋关节如果能达到这样一个最基本的成熟度或更高的成熟度就称为Ⅱa（+）型，例如，一个6周龄的婴儿，α值是55°或更大，则即为Ⅱa（+）型。

• Ⅱa（-）型：如果髋关节没有达到这样一个最基本的线性成熟度，则属于Ⅱa（-）型，按现在的标准则需要治疗。例如，一个6周龄的婴儿如果要在12周龄时呈Ⅰ型髋关节，则此时α值至少要达到55°。如果α值达到55°或更大，则这个关节就是Ⅱa

> 注：Ⅱa型和Ⅱb型唯一区别就在于年龄。对于4周龄婴儿可以接受的骨性头覆盖，对于4月龄的婴儿来讲就属于发育不良了，因为骨化速度降低了。

（+）型。如果小于55°，如只有50°，则它就落后于最小的期望成熟度，属于Ⅱa（-）型。

2. Ⅱb型：如果α值在50°和59°之间，但婴儿已经大于3个月，则认为该髋关节发育不良。

3. Ⅱc型：如果α值在43°和49°之间，则认为该髋臼窝为严重发育不良，接近于偏心。但Ⅱc型髋关节仍是中心性的（见9.2部分），在任何年龄都可以观察到。

> 注：髋关节超声现行标准的特点在于它不是用来筛查已存在的脱位（Ⅲ型，Ⅳ型），而是筛查是否可能导致以后脱位的情况，并在脱位前就进行治疗。别忘了术语"DDH"指的是"发育性的"……

8.1.2 超声测量的α值和放射学测量的髋臼角

超声检查中的α值和X线中的髋臼角相互有个近似的关系。

经验公式：α 值 + 髋臼角 = 90°

8.2　β 值

由于髋臼顶软骨部分和软骨顶线的定义个体差异很大，β 值较 α 值显示出更多的个体差异。

注意：α 值决定了髋关节类型，β 值体现了更多的个体化差异。这在Ⅱa 型和Ⅱb 型髋关节的差别中就可以看出来（β 值只用于一种情况下的分型；见 8.2.2 部分）。

8.2.1　Ⅰa 型和Ⅰb 型髋关节

正常髋关节的 α 值是 60° 或者更大（Ⅰ型髋关节）。即使股骨头的骨性覆盖是一样的，其软骨性臼顶所处的发育阶段也是不同的。一种情况是，它可能在股骨头上延伸出很长一段距离，这样 β 值就较小；另一种情况是，软骨很短导致 β 值较大。Ⅰ型髋关节中如果 β 值小于 55°，说明股骨头上软骨性臼顶比较长，为Ⅰa 型髋关节；如果 β 值大于 55° 的话，即为Ⅰb 型髋关节。

髋关节类型由 α 值决定。在一个类型中，β 值能表明软骨性臼顶的差别并体现髋关节特征性的表现（图 8.2）。

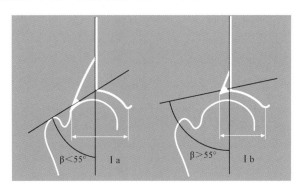

■图 8.2　Ⅰa 型和Ⅰb 型髋关节的区别就在于其软骨性臼顶的大小和形态不同。Ⅰa 型髋关节软骨性臼顶覆盖股骨头范围较大；Ⅰb 型髋关节软骨性臼顶较窄。总的来讲，骨和软骨组成的臼顶形状在这些分型中是不同的

> 注：按现在的标准，Ⅰa型和Ⅰb型髋关节均为正常髋关节，它们的骨性覆盖是相同的，因此不应该有任何理由认为Ⅰb型髋关节要比Ⅰa型髋关节差。这种进一步的分型是否合适只有通过长期随访研究才能确定。

假设：

· Ⅰa型的极限情况（软骨性臼顶范围非常大）导致骨性覆盖范围非常大，可能在成年时引起早期的髋关节撞击。

· Ⅰb型的极限情况（软骨性臼顶非常短）导致成年后股骨头覆盖非常差，继而发生盂唇病变和骨性边缘受到过多载荷。

从统计学上看，Ⅰ型髋关节平均β值大概是65°。

8.2.2 D型髋关节

未经治疗的Ⅱc型髋关节骨性覆盖很差，可能发生偏心。软骨性臼顶会向头侧折弯（β值就会增大），而α值（反映骨性覆盖）还保持不变。如果β值大于77°，而α值在Ⅱc型髋关节范围内，则该髋关节就可描述成"即将发生偏心"或D型髋关节（图8.3）。

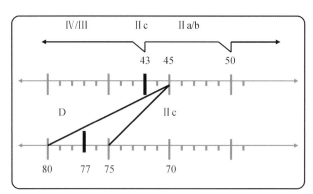

■图8.3 Ⅱc型和D型髋关节的区别：当髋关节的α值在Ⅱ型范围内，β值就决定了它是Ⅱc型还是D型。分界的角度值为77°

正如在8.2.1部分描述的那样，α值一般表明分型，唯一例外的是进行Ⅱc的分型时。在这种情况下，β值决定是Ⅱc型（β值小于77°）还是D型（β值大于77°）。

因此D型髋关节是发生偏心（脱位）的第一阶段，其绝不应该被称为Ⅱd型，因为所有的Ⅱ型关节都是中心性的。

Ⅱc 型：α 值在 43° 和 49° 之间（Ⅱc 范围）；β 值小于 77°。

D 型：α 值在 43° 和 49° 之间（Ⅱc 范围）；β 值大于 77°。

8.3 早产儿髋关节的分型

早产儿髋关节的分型是根据其出生后年龄，临床意义却和矫正年龄有关。

例如，一个 4 月龄的婴儿早产了 6 周，α 值是 57°。根据出生后年龄分型应该是Ⅱb 型（处理结果：观察或甚至治疗）。然而如果考虑到该婴儿早产了 6 周，这就在 3 个月这个界限内，一定程度的成熟度欠佳也是容许的。因此，在看到这种未成熟的情况时，虽然它被认作是骨化程度不够的Ⅱb 型髋关节，但其在此阶段只需要观察而不需要治疗。

8.4 诊断的准确性

要得出诊断依据不仅需要 α 值，也需要髋关节类型，这一点很关键。分型是由以下几个参数来决定的：

1. 对以下内容的描述：

• 骨性臼顶。

• 骨性边缘。

• 软骨性臼顶。

2. 测量 α 角和 β 角。

3. 婴儿龄期（周龄或月龄）。

诊断时考虑的参数越多，则诊断就越可靠（图 8.4）。如果诊断时只考虑了 α 值，意味着将超声方法（测量 α 值）的准确性降低到了 X 线的水平（测量髋臼角）。

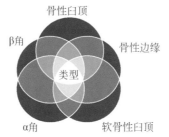

■图 8.4 联合多个参数可减小诊断误差

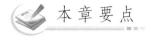 本 章 要 点

- 应用超声测量尺，髋臼窝根据年龄和骨化程度就可以定量描述。
- α 值可以区分类型。β 值可以在这一类型内进一步精确区分。例外的情况：在 Ⅱ c 型中，β 值能确定是 Ⅱ c 型还是 D 型关节。
- 早产儿根据出生后年龄来分型。然而要采取何种处理取决于矫正年龄。

　　警示：有观点认为，β 角不重要，仅需要 α 角即可。这种观点是错误的，原因在于：

　　1. 如果不测量 β 角，就无法区分Ⅰa 和Ⅰb 型髋关节。目前来看，这可能不重要，但是这对于将来的研究工作非常重要。

　　2. 没有 β 角，就不能在应力试验中区分不稳定髋关节和稳定髋关节，这对于治疗至关重要。

　　3. 软骨顶线是测量 β 角必需的。骨顶和盂唇是划软骨顶线的必需结构，如果不测量 β 角，盂唇和骨顶就不能在正确的位置得以识别。

9 不 稳 定

难点和问题：

· 当股骨受压时，股骨头在关节内允许的移动幅度是多少？

· 何时股骨头移动幅度超过承受限度会对髋关节产生损害？

· "不稳定"通常是无关紧要的，会自行消失而不遗留任何对髋关节的负面影响，如在关节囊松弛的例子中所见的情况。如何能将这种"不稳定"与那些绝对属于病理性并需要立即处理的类型进行区分？

原则上有必要将正常的生理性移动（弹性）和真正病理性的"不稳定"区分开来（图 9.1b）。

9.1 弹性"弹跳"

由于婴儿髋关节是椭圆形而非圆形，因此在关节活动时会发生关节内生理性不对应。在髋关节旋转时尤其如此，当髋关节内收、外展时也是这样。臼顶透明软骨和髋臼盂唇因而发生适应改变。

盂唇（弹跳的）甚至软骨臼顶稍微向上和向下方的运动，即便在完全发育成熟的髋关节也可见到，一定不要误认为是病理性不稳定，即所谓的弹性现象（图 9.1 b ~ d），是功能适应机制的结果。弹性运动在关节囊松弛的情况下会变得更加明显。

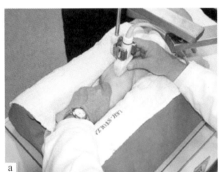
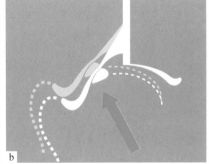

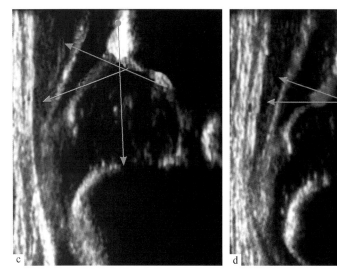

■ 图 9.1　a. 受压试验临床举例：左手推或拉下肢，同时右手操纵传感器。b. 弹跳情况举例：即使髋关节的骨性覆盖好，在股骨头受到压力情况下，关节囊也会随着软骨臼顶的变形而变形。c. 髋关节没有受压，注意将盂唇的位置与图 d 比较。d. 与图 c 中显示的是同一个髋关节，受到压力作用；骨性覆盖相同，盂唇受压上移，结果使 β 角增加

9.2　病理性不稳定

9.2.1　说明

Ⅱc 型髋关节通常超声影像显示是不稳定的（图 9.2）。

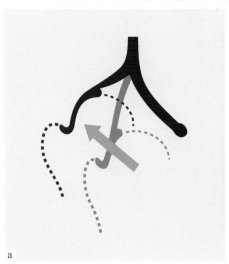
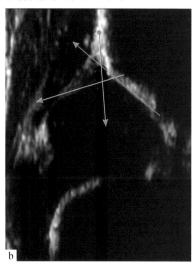

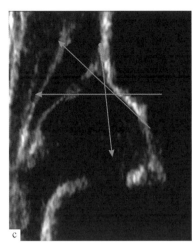

■图9.2　a.真正的不稳定：因骨性臼顶存在严重发育缺陷（Ⅱc型或更重），股骨头自发地移位。弹跳与病理性不稳定之间的区别在于髋臼顶的形态。b.α角45°，β角75°，Ⅱc型。c.测量得α角45°，β角93°，认为是D型，这与在b中显示的是同一个髋关节，Ⅱc型变成D型；这一髋关节最终分型是Ⅱc不稳定型

说明：

"通常"这里是指Ⅱc型髋关节（如同8.2.2部分所述）受压后可变成偏心型髋关节（D型髋关节）。

"超声影像显示是不稳定的"是指，这种偏心性的现象可以在显示器上观察到，不必经过临床证实（临床检查安全吗？）。

从稳定到不稳定的转变对于治疗选择很重要。仅仅需要说明，所有偏心型髋关节就其本质来讲都是不稳定的。

9.2.2　病理性不稳定的定义

如果Ⅱc型关节经加压后变成D型关节，则称为Ⅱc不稳定型，如果加压时类型不变，则为Ⅱc稳定型。

髋关节的分型是在休息位、没有加压的情况下进行的。例如，Ⅲ型髋关节受压后变成Ⅳ型，可将其归为Ⅲ型髋关节。

9.3　弹性和病理性不稳定的主要区别

只要骨性臼顶发育是合适的或被认为是好的，那么当外力作用于股骨，股骨头发生滑动而挤压关节囊、髋臼盂唇或臼顶透明软骨都是可以接受的。这种可以接受的移动称为弹性或弹跳，在具有骨性臼顶覆盖的情况下，发生于下列声像类型：Ⅰ型、Ⅱa型和Ⅱb型（α角大于50°）。

然而，如果骨性覆盖严重缺陷，并达到Ⅱc型关节的临界水平甚至更为严重时，臼顶软骨和盂唇的变形将会损害髋关节。剪切力将增加对软骨臼顶及发育区域（骺板）的损伤作用，此时关节内移动的损伤作用增大，继而发生偏心。这是真正的不稳定，属病理性（α角小于50°）。

10 脱位的术语

　　脱位是关节面的"持续的分离"。半脱位（即稍有脱位）是临床－放射影像学术语，与解剖无关，因此不应该用于超声诊断分型。采用超声检查区分的是中心型关节和偏心型关节。

　　中心型关节包括Ⅰ型和Ⅱ型关节。

　　偏心型关节包括 D 型、Ⅲa 型、Ⅲb 型和Ⅳ型关节。

　　这些类型髋关节的治疗和预后是不同的。例如，"脱位"和"半脱位"等术语不应该在髋关节的超声诊断中使用。这些名词不够精准，它们仅提示了一个"异常"髋关节，但是不能指明确切的病理情况和与之相应的预后（例如，"天气不好"并不能说明是什么样的天气）。

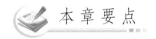

本章要点

- α 值决定髋关节的类型，β 值对这一类型进行精确的亚型区分。注意有例外：Ⅱc 型和 D 型。
- D 型髋关节是发生偏心的第一阶段。
- Ⅱc 型可分为亚型Ⅱc 稳定型和Ⅱc 不稳定型。
- 早产儿的髋关节分型依据出生后年龄，治疗依据矫正年龄。
- 区分弹性和不稳定。
- 术语"半脱位"是不准确的，不能描述解剖情况，因此不宜使用。

11 检查技术

标准的声像图必须同时显示髂骨下肢、正确的切面及髋臼盂唇这三个结构。这些结构很小，仅出现在几毫米的范围内。检查难点在于，当显示出这些必要结构标志中的一个或两个后，第三个标志往往看不到。而当检查者试图寻找第三个没有看到的标志时，之前已显示的结构又看不到了。

如果使用错误的检查技术，婴儿很快就会变得烦躁不安，而此时更难以获取同时显示这三个标志的声像图。只有运用步骤分明、精确细致的检查技术才能解决这一问题，而这主要取决于医师对时间与速度的把握。

专家建议： 速度与精确是检查的关键！

多数情况下，人们忽视了合理组织安排与标准化检查技术的重要性。本书所介绍的检查技术简易，能够确保获得高质量的声像图，而不受婴儿或母亲配合程度的影响，也不受检查者操作技能的影响。

> 注：婴儿髋关节超声检查并不需要经验丰富的医师进行操作，只需要一套标准化、可重复性高的检查技术。

11.1 准备工作

- 不管采用何种检查方法，为了节省时间，准备工作非常重要。
- 检查必须在婴儿变得烦躁不安或挣扎哭闹前完成。标准化检查需要标准的体位，也需要一套探头引导系统。
- 检查室外应放置一张更衣台，供母亲为婴儿脱衣服以及在必要时做清洁之用。
- 检查室内应放置另一张更衣台或者类似的设施，如包裹婴儿和更换尿布的毯子。这张台子也可用于超声检查之后的临床体检。母亲携带的其他东西，包括婴儿篮子、衣服、奶瓶和资料本等都可放在这张台子上。
- 检查桌上放置托架，以保证标准体位和标准的检查技术。检查者应当站着进行检查操作，而不是坐着。检查台的高度以适合检查者的双侧手臂舒适地放置在托架边缘为宜。
- 婴儿的头在检查者的右手边，婴儿的母亲位于检查台对面远些地方。
- 超声检查设备放置于检查者的右侧。

11.2 对受检婴儿母亲的指导

婴儿的母亲或陪同家属通常较为紧张。清晰的告知有助于减少安排上的混乱，并传达一种平静与可信的氛围。

在母亲与婴儿进入检查室前,将受检婴儿的相关信息资料输入电脑。

检查者站在检查台边，与婴儿的母亲打招呼，但不要与她握手（母亲通常两手抱着婴儿，而握手会使母亲难以继续很好地怀抱婴儿）。

检查者将室内的更衣台指给母亲，并告诉她："请把您的孩子放在更衣台上，把尿布脱掉"或者"请放下你的包"。

然后，检查者指着检查台的远端并告诉母亲："到这儿来，把你的孩子给我"。

检查者接过婴儿，把婴儿放到托架里，使其右侧朝上，这样就能先检查右侧髋关节。不应让母亲自己把婴儿放到托架里，如果这样做，摆放体位通常不正确，移来移去可能会给婴儿带来不必要的打扰。应当首先检查右侧髋关节，这样一来，婴儿能看到显示屏，其注意力常常被显示屏所吸引。

对母亲的指导："请把手放到宝宝的肩上"。

注意： 这样指导婴儿的母亲是很重要的，母亲就不会因此将婴儿完全交付给检查者。否则，一旦检查者接过婴儿，母亲就会退避一旁而产生不安全感。重要的是，母亲应当抓着婴儿的肩部而不是手部，抓住手部会约束婴儿，引起婴儿挣扎，这一点在月龄稍大的婴儿身上更为明显。此时婴儿处于"自主体位"，即双腿稍屈曲。任何情况下，母亲或检查者都不应拉伸婴儿的腿部，这也会引起婴儿挣扎（图 11.1 a、b）。

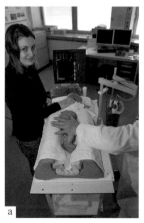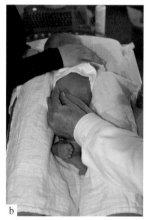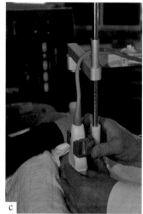

■图 11.1　a. 婴儿在托架中的正确位置。婴儿自动地采取一个自然的体位，腿稍屈曲、内旋。b. 超声检查右侧髋关节时检查者左手的摆放。股骨大转子位于前方的拇指与后方的中、示指之间。c. 探头引导系统（超声引导）的正确位置，探头长轴平行于托架的枕垫边缘，超声引导系统防止其发生倾斜

11.3 检查程序

11.3.1 右侧髋关节

步骤一：检查者左手轻柔地抓着婴儿的右腿，使其稍内旋，这样右膝处于托架以内，而不伸出枕垫之外（图 11.1a）。

同时左手手指放置于股骨大转子处，稍分开，使股骨大转子位于拇指与中指之间，如图 11.1b 所示。

步骤二：右手取耦合剂将其直接涂布于皮肤上，将耦合剂放回原处后，握持探头将其放置于髋关节处。

步骤三：探头放置于髋关节上，平行于托架枕垫边缘且保持垂直（探头并不平行于脊柱！探头不可倾斜！）（图 11.1c）。

手指的位置： 拇指伸直放在探头前方，中指与示指放在探头后方。中指同时接触探头与婴儿的皮肤。手指不能弯曲，否则指甲可能搔抓到婴儿而引起挣扎。

步骤四：检查者的两手腕部轻轻地放在托架枕垫边缘（保证右臂的下部也同时搭在枕垫边缘上）。

在看显示屏之前，先检查孩子的体位与自己手指是否放在正确的位置！在开始检查之前，必须先检查手指、探头与手的位置。

手指： 拇指位于探头前方，中指与示指位于探头后方，轻轻地握持着探头。

手指伸直： 中指同时接触探头与婴儿。

探头： 垂直放置，且平行于托架枕垫边缘。

手： 两手腕部，尤其是右手腕，轻轻地靠在托架边缘上。

11.3.2 获取声像图

步骤一：探头从起始位置向后、向前移动，以找到髋关节的圆形结构。此时检查者面对着显示屏。

探头的移动： 向前—向后—向前—向后（图 11.2a）

步骤二：一旦完整显示髋关节，检查者必须注意寻找髂骨下肢。由于髂骨下肢很小，因此探头的平移范围也应很小。一旦看到髂骨下肢，必须立即冻结声像图。

探头的移动：越来越小，越来越小，越来越小，停！

探头平移寻找髂骨下肢的主要过程：向前—向后—向前—向后（髋关节在哪儿？）；越来越小，越来越小，越来越小，停（髂骨下肢在哪儿？）。

步骤三：通过观察冻结的声像图，检查者可以判断臼顶的切面是否正确，并考虑是否应当调整探头方向。如果需要，则进一步调整切面。检查者必须注视探头，不要倾斜，将其向期望的切面方向旋转。在进行该操作的过程中，探头一定不能倾斜。

关键词：探头的旋转（图 11.2.b、c）。

步骤四：检查者再次注视显示屏，同步骤一和步骤二，通过平移探头寻找髂骨下肢。

注：调整平面时，双眼必须注视探头以免不经意间倾斜探头。

步骤五：一旦髂骨下肢显示，再次冻结声像图并再次检查切面。如果切面正确显示，检查过程通常就完成了，因为此时髋臼盂唇会自动显示。如果切面不正确，则必须做进一步的调整（旋转探头），再次通过平移探头找到髂骨下肢。

检查技术的要点：

向前—向后—向前—向后，越来越小，越来越小，越来越小，停！
旋转探头，向前—向后—向前—向后，越来越小，越来越小，越来越小，停！

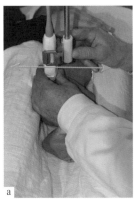
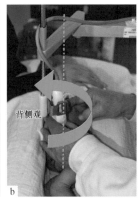

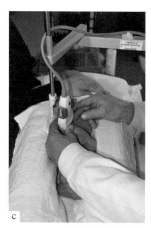
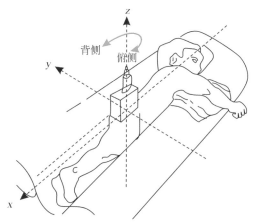

■图 11.2　a.以探头向前—向后……地平行移动开始进行检查，首先寻找髋关节，最终找到髂骨下肢；b.找到髂骨下肢后，通过旋转探头找到正确的平面；c.围绕髂骨下肢旋转探头

11.3.3　获取左侧髋关节声像图

　　在获取右侧髋关节声像图后，检查者将婴儿翻转过来（图 11.3）：检查者左手抓着婴儿的踝部，右手轻柔地将其左臂拉向自己，这样做能使婴儿在托架内翻身，而不需把婴儿提出来。然后母亲再次把手放在婴儿的肩部（图 11.4a）。

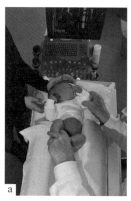
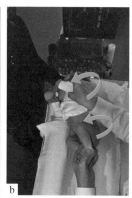
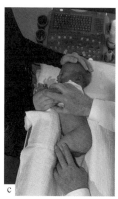

■图 11.3　将婴儿从左侧卧位翻转至右侧卧位。a.抓住婴儿的双腿和左手；b.翻转；c.最终的右侧卧位

　　步骤一：检查者左手平放在婴儿左髋上，这样可以摸到拇指与示指之间的股骨大转子的位置。左臂的下部轻轻地放在婴儿的腿上，防止其伸出托架外，这样也使其左腿稍内旋（图 11.4 a、b）。

步骤二：再次握持探头，但这次放在拇指和示指之间。探头也需垂直放置，且平行于托架枕垫的边缘（图11.4 d）。

步骤三：向前—向后—向前—向后，越来越小，越来越小，越来越小，停（图11.4d）（显示髂骨下肢回声）；旋转探头（图11.4e）；向前—向后—向前—向后，越来越小，越来越小，停！

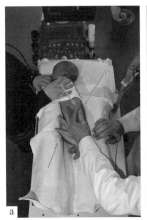
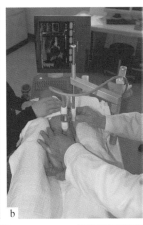
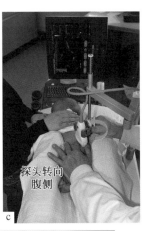
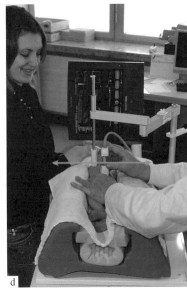
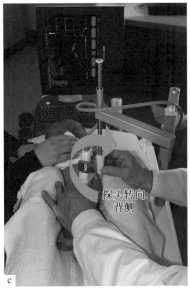

■图 11.4 a. 左手手指的正确位置。股骨大转子位于拇指与示指之间。b. 探头的正确位置，应当平行于托架枕垫的边缘、且不可倾斜。c. 母亲的手放在孩子的肩部。背景中，显示屏上显示正确的声像图。d. 通过"向前—向后—向前—向后，越来越小，越来越小，越来越小，停！"的探头平移过程，寻找髋关节和髂骨下肢。e. 将探头向可显示正确平面的方向旋转

11.4 可能发生的错误

不同位置可能发生的错误：右侧（图 11.5）；左侧（图 11.6）。

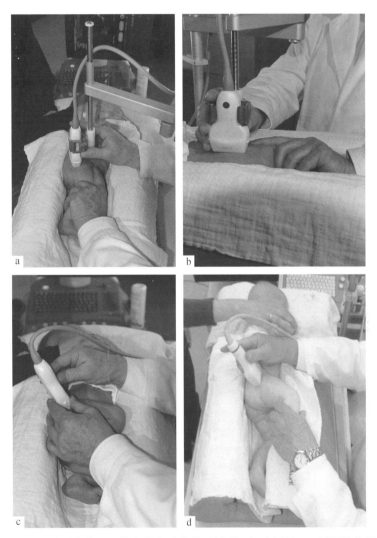

■图 11.5 a. 错误的位置：检查者左手的位置错误，探头倾斜；b. 错误的位置：检查者左手拉着婴儿的腿，探头倾斜；c. 错误的位置：婴儿右腿伸出托架外，髋关节外旋位，探头倾斜；d. 婴儿摆放的体位错误：婴儿的腿没有固定，其会挣扎，探头倾斜

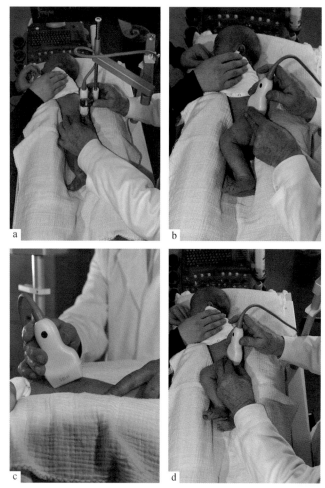

■图 11.6　a. 错误的位置：与图 11.4b 中正确位置相比较；b. 由于图 a 中错误的位置，婴儿的腿移动了；c. 错误的位置和把持方式，不要拉婴儿的腿和倾斜探头；d. 错误的位置：左腿没有固定，探头倾斜

　　没有更衣台，采取坐位实施检查，其结果是：婴儿在脱衣服时会变得不安，母亲和检查者就坐需要许多时间，检查者坐姿则是相当扭曲的位置（图 11.7a、b）。

　　检查者所站的检查台的侧别错误（考虑到检查者双手功能不同，应该用更灵巧的手握持探头）。

　　母亲没有在检查室外为婴儿脱衣及做清洁（如果在检查室内为婴儿脱衣服，婴儿会变得烦躁不安）。

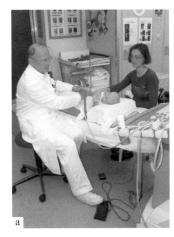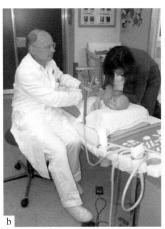

■图 11.7　a.检查者和母亲的位置不正确；b.如果婴儿哭闹，母亲起身安慰，就会阻挡检查者对显示屏的观察

将婴儿的腿拉直或抓住婴儿的手（婴儿开始挣扎）。

探头平行于婴儿的脊柱，检查者的手指弯曲而没有伸直（倾斜的声束产生较差的回声反射：弯曲的手指会触碰到婴儿，引起婴儿挣扎）。

在注视显示屏时，倾斜和旋转探头，试图显示髋骨下肢（这样做时，髋骨下肢通常不能显示）。

检查右髋和左髋时，混淆了手的位置（此时无法协调地完成移动探头的过程）。

本章要点

- 有效的准备工作，更衣台、配备托架的检查台，检查者站立进行检查操作。
- 给予婴儿母亲明确的告知和指导。
- 标准的体位。
- 标准的检查技术。
- 为了避免倾斜探头（不协调的随机搜索）之类的错误，请使用探头引导系统！
- 临床体检应安排在超声检查之后。

12 探头倾斜造成的错误

因为超声声束在组织中的速度不同，超声波在不同的角度下会产生不同的衍射和折射，这些因素会使图像扭曲。研究显示，扇形扫描仪及（线性）探头倾斜所产生的斜向的超声波会导致严重的诊断错误。因此，必须保证放在患儿身上的探头是直的。

12.1　前后向倾斜

在这种情况下，获得的声像图与标准的平面相似。然而，因为软骨膜和髂骨显示不清，几乎不可能确定用于描绘基线的骨性边缘。同时髂骨下肢也不能清楚显示，而"衰减的回声"会导致臼顶线的描绘出现错误（图 12.1）。

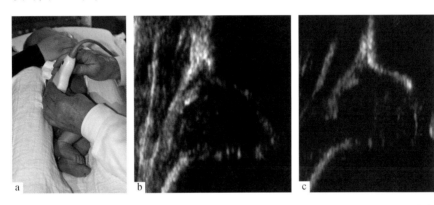

■图 12.1　a.探头放置不正确，产生错误的图像。此例探头向后倾斜，引起超声声束在矢状面偏转。b.如 a 中显示，探头向后倾斜所产生的不成熟髋关节图像。"近端软骨膜"和髂骨的轮廓模糊。与 c 中正确操作的图像比较。c.正确图像

12.2　后前向倾斜

这种情况下截面是偏后的。让检查者感到奇怪的是，即使向前转动探头，这个后方的截面也不会消失。因为髂骨的弧形没有改变，检查者不可能获得更好的扫描截面，而将用其中的一个图像作为最终评价。检查者会错误地认为，这是骨性边缘鸟嘴状延伸的一种正常变异（图 12.2）。

12.3　头尾向倾斜

这种情况下，常不能看清髂骨下肢。髂骨下肢衰减的回声很难判别（图 12.3）。

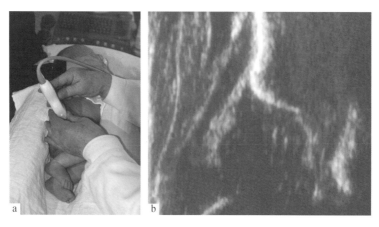

■图 12.2　a.此例的探头向前倾斜，超声声束方向是由后向前的。b. 如 a 所示探头向前倾斜产生的图像。图像平面错误地显示为偏后方，只是因为探头倾斜，与图 12.1c 显示的正确操作的图像作比较

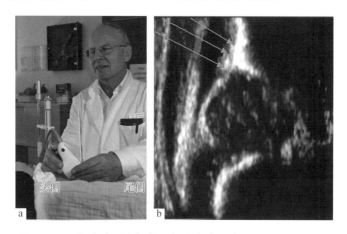

■图 12.3　a.探头头尾向倾斜，超声声束是头尾向的。b. 如 a 所示操作产生的声像图，不能看到髂骨下肢。与图 12.1c 所示正确操作的图像作比较

12.4　尾头向倾斜

尾头向倾斜可能是所有错误中最严重的，会导致重要的诊断错误。尾头向倾斜，错误加重（图 12.4）。

倾斜探头，臼顶的中部看上去像是后部截面。此时检查者认为其获得的图像过于偏后了，因而将探头转向更前方直到一个明显的中部截面出现在显示器上。事实上，此时的超声断面是臼顶的前部。这种倾斜错误使骨性臼窝变得很差。

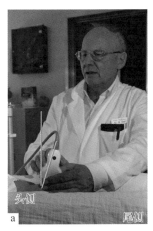
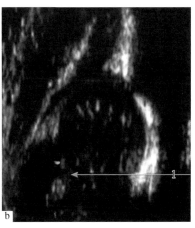

■图 12.4 a.此例中的探头向头部倾斜,超声声束在额状面上发生偏转。
b. 如 a 中描述的操作所产生的声像图。尾头向倾斜的征象是股骨近端的
骨软骨结合处从声像图上消失。这个图像可能会被误认为半脱位

透明软骨、软组织和骨内的超声速度有很大差异,倾斜的超声波加强了衍射和折射现象,图像因此发生扭曲。

由于倾斜的超声波声束的衍射和折射以及臼顶平面的错误判断所导致的错误汇总起来,可使一个正常的髋关节看上去是偏心的。

通过标志点的特征性改变可以确认倾斜效应。通过严格观察所谓的可用性检验的标准,可摈弃不可用的声像图。如果考虑到最严重的错误——尾头向倾斜,缺乏经验的检查者有时会很难察觉这种扭曲的错误。这种情况下,股骨颈骺板有助于分辨。如果超声波的方向是自尾侧斜向头侧,那么就不能看到股骨颈的骨软骨结合处(骺板),或至少不是其典型的形状。虽然骨软骨结合处与分型无关,但它是有意义的,首先可用于图像定位,其次可以检查典型的尾头向倾斜错误。如果坚持使用本书中所介绍的检查技术,将有可能最大限度地消除倾斜错误。

12.5 托架和探头引导设备

为了使检查做到快速、简单,需要标准的体位和标准化的检查技术。必须使用 Graf 教授认证并设计的一个与托架相结合的探头引导设备(图11.1c、11.4b)。这个设备适合于所有的传统探头且只允许进行髋关节必需的检查动作。它能自动阻止导致探头纵轴或横轴倾斜的动作。使用与探头引导设备相结合的托架不仅可使缺乏经验的检查者进行婴儿髋关节检查变得更简单,而且还将检查时间缩短到几分钟,并且改进了声像图的标准。

购置婴儿体位托架和探头引导设备，请联系：info@hirschbeck.eu 或 aida.shuku@arcor.de。

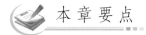 本 章 要 点

- 倾斜入射的超声波会导致图像扭曲。
- 不要使用扇形探头。
- 一定不能倾斜线性探头。
- 倾斜探头可使正常的髋关节显示为异常。然而，异常的髋关节不会显示为正常。
- 使用托架和探头引导。
- 不要采用没有显示骨软骨结合处的声像图。

13 文件与质量

诊断的基础是声像图，该声像图必须满足一定的质量要求。出于法律的考虑，简单地给出描述性的发现而不提供打印的文件是不够的。因此检查必须落实为一份打印的声像图，并附一份书写的报告。

13.1　影像文件

13.1.1　基本要求

图像的放大比例应至少是 1∶1.7，最好固定在 1∶2。

三个标志（髂骨下肢、截面、盂唇）应清晰看见，同时注意看一下骨软骨结合处。

每一侧髋关节共采集两张显示标准截面的图像。

13.1.2　建议

- 一张声像图上应划出测量线。
- 声像投影应采用右髋关节前后位 X 线的投照位置（解剖投影）。
- 不稳定髋关节：需采集休息位和应力位的图像。
- 可见骨软骨的结合处。

13.2　报告书写

除了通常的个人信息和检查日期外，报告应包含以下几点：
- 年龄。
- 描述。
- 类型。
- α 值和 β 值。
- 处理（如仅仅随访或治疗建议）。

13.3　超声图像的质量自查和确认的几个关键点

下列标准需要依照顺序核实，以评价自己做出的声像图的"可用性"和质量，以及其他相关内容：
- 是否满足图像投影的最小比例要求？
- 所有的解剖标志点都清晰可见吗？

• 三个标志点清晰可见和可辨吗（如果三个参数点中任意一个看不到，声像图就不能测量）？

• 是否发生倾斜的错误？

• 测量线划的合适吗（测量线只能划在标准截面的声像图上）？

• 受检者的姓名或编码、年龄、左/右关节和检查的日期记录了吗？

14 基于超声的治疗原则

14.1   治疗原则的生物力学基础

　　髋关节超声的价值体现在治疗率及治疗的成功率上。不确切的诊断，如"脱位"或"半脱位"，或常用的"髋关节发育不良"不能充分描述髋关节的病理解剖状态。

　　有个简单的例子可以说明这个问题："发热"不能作为一个诊断。对于发热的儿童，医生不会在做出诊断前就给予广谱抗生素治疗。有人这么做，但是治疗的成功率会较低而且导致的危害较大。对于髋关节异常，只有诊断确切后才可能给予最恰当的治疗（如牵引、支具等）。正如只有明确了敏感细菌才能选用适当的抗生素，对于髋关节异常，在治疗前必须清楚地看见髋关节（通过超声）并做出诊断（分型）。

　　因而，治疗必须依据对髋关节的病理解剖表现的分析。只有诊断正确，特异性的治疗取得成功才能得以保证。治疗应利用不同年龄髋关节的生长潜力，同时需考虑其生物力学方面。以往的治疗是基于临床或影像学发现，而基于超声的治疗取决于髋臼骨性与软骨的病理解剖状态。如果遵循了这些已经验定的治疗原则，并根据超声发现予以治疗才是适宜的。

　　开始治疗前不运用影像学方法使髋关节"被看见"的治疗已经过时。即使对于成熟异常髋关节的治疗，"不损害"亦应为指导原则。过度治疗不仅可导致潜在的髋关节损害，亦会影响儿童生长，对父母产生巨大精神压力，对公众产生财政压力。"预防性治疗"如同诊断未明就给予抗生素治疗一样是过时的。诊断与治疗的最佳结合需要儿科医生与骨科医生的通力协作。

　　重要的公式：结果 = 诊断 + 治疗

　　髋关节超声检查有助于诊断，如果不给予恰当的治疗，则超声对最终结果没有影响。

14.2   治疗的目标

　　1. 逆转髋关节的病理解剖畸形使其恢复至相应年龄时的正常状态。

　　2. 充分利用髋关节的骨化潜力。

　　3. 如今我们知道髋关节的生长和骨化潜力与年龄相关，因此建议出生后尽快明确诊断并开始必要的治疗。

　　4. 避免损害髋关节，特别是髋臼窝的生长区域，同时应避免股骨头发生坏死。

14.3　治疗的阶段

第一步必须总是对髋关节的病理解剖状态进行分析。

超声分型明确了关节的病理 - 生物力学状态。随着股骨头的"滑出"，髋臼窝的生物力学畸形继而发生。因此，所选治疗必须能逆转该状态下髋关节内的力，从而使畸形逆转至相应年龄时的正常状态。最差（偏心的）情况的髋关节需要最初的准备阶段和三个治疗阶段。

14.3.1　准备阶段

早期超声诊断可显著缩短此治疗阶段。不幸的是，有些病例因为某些原因较晚才开始治疗，手法或其他方法均不能使脱位的股骨头在髋臼内中心复位。这些患儿通常年龄较大，有异常的临床表现且内收肌紧张。对于这些病例，首先必须放松髋关节。根据严重程度，可在专科医师指导下进行锻炼，达到放松髋关节的目的，严重的病例则需要牵引或内收肌切断。对于此病理 - 生物力学状态，正确配戴 Pavlik 挽具亦有效（医生必须知道在此种特殊生物力学状态下如何正确配戴挽具）。

14.3.2　复位

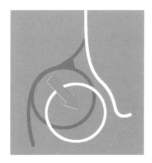

■图 14.1　复位期。偏心的股骨头必须复位

偏心的髋关节必须复位（图 14.1）。可经手法、牵引或利用复位装置（如 Pavlik 挽具）进行复位。

所有偏心型髋关节（Ⅳ型、Ⅲ a 型、Ⅲ b 型及 D 型）均需复位。脱位的股骨头被复位入原发髋臼内。

有时股骨头不能完全复位，这是因为软骨臼顶已变形且被或多或少挤向下方。股骨头至少需被复位到髋臼"门前"的位置，才有可能通过微动进入到髋臼深处。

14.3.3　维持

已被复位到原发髋臼内的股骨头亦有可能再次脱位回到继发髋臼处。此种髋关节是不稳定的。因此，所有已经复位和不稳定的髋关节（如Ⅱ c 不稳定型）必须经维持期的治疗。任何适用的维持装置需满足如下基本原则：

- 髋关节屈曲至少 90°，屈髋 100° 更好。
- 髋外展最多 45°（自中线测量）（即坐位）。
- 关节相对制动大约 4 周。

满足这些要求的装置适用于维持期的治疗。维持期平均为 4 周。这段时间内，已变形的软骨有机会发育并回复到原来的形态，并与股骨头相匹配。髋关节相对固定，使原来被拉长的关节囊发生收缩。此阶段亦需牢固固定以防止再脱位。坐位石膏适用于维持期（图 14.2），其他可维持这样位置的装置如恰当配戴的 Pavlik 挽具同样适用。

在这样的维持期，必须系紧挽具，婴儿固定于屈曲外展的坐位。在此治疗阶段（维持期）不允许婴儿活动髋关节或挣扎。

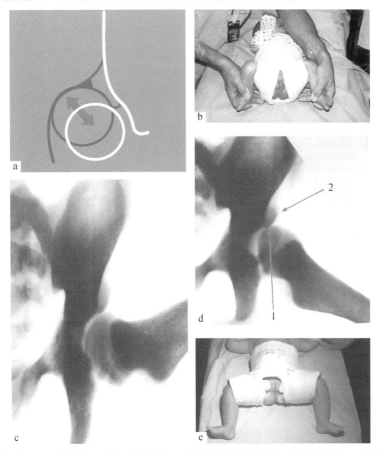

■ 图 14.2 a. 维持期：髋关节不稳定，臼顶透明软骨变形，关节囊松弛。需下压股骨头以避免对变形的臼顶透明软骨产生剪切应力。b. 维持期：婴儿被石膏固定于屈曲外展位。c. 尸体 X 线片：髋关节完全复位，应维持于该位置。d. 尸体 X 线片：仅有外展而无屈髋的不正确复位。同 c 比较。1，被压向下方的臼顶透明软骨部分（所谓"内翻盂缘"）；2，被推向上方的臼顶透明软骨。e. 历史上曾应用的 Lorenz 石膏：外展 90° 且无屈髋，应严格禁止

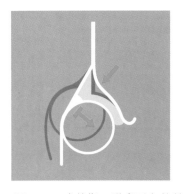

■图 14.3 成熟期：形成不良的骨性臼顶（箭头）必须向未骨化的软骨性臼顶延伸，从而实现塑形。在这个阶段，应坚持"坐位"以避免软骨性臼顶受到过多的压力

14.3.4 成熟期（骨化期）

所有已完成维持期治疗并已变成稳定关节的关节，如Ⅱc稳定型、Ⅱa（－）型及Ⅱb型关节，需要一个成熟期治疗装置，直到完全愈合，这时透明软骨适时骨化或变成Ⅰ型的关节（图 14.3）。成熟期装置应尽可能维持坐位，同时允许髋关节更多的活动。典型的成熟期装置为挽具或任何维持坐位但允许婴儿轻微挣扎的装置（图 14.4）。

严格禁止伸直，否则可将软骨臼顶向上压而导致再脱位。

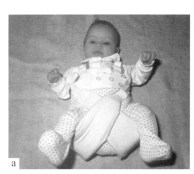
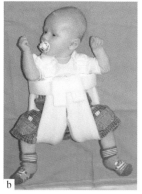

■图 14.4 a. 根据 Mittelmeier-Graf 的经验，成熟期使用轻度外展、束带交叉挽具。b. 根据 Mittelmeier-Graf 的经验，使用束带平行挽具避免过度外展，大腿下应用屈曲垫枕。坚持"坐位"

14.3.5 成熟曲线

对健康婴儿的发育观察显示，骨性髋臼窝生长方式独特。实际上，成熟曲线显示，在出生后 6 周内，成熟潜力最大，α 值的增加最快。α 值的增加，也就是骨化的过程，在出生后 6 ～ 12 周之间尚可。然而，在出生后第 3 个月末之后骨化潜力开始变平稳，增加很缓慢（图 14.5）。

结论：这意味着，经早期诊断至发育成熟的生长潜力持续相对较长的时间。诊断及开始治疗越晚，则发育至成熟的生长潜力越小，达到理想治疗结果可利用的时间越短。

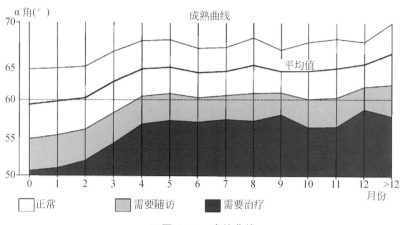

■图 14.5 成熟曲线

最迟应在出生后第 6 周开始诊断和治疗！

治疗原则总结如表 14.1 所示。长期治疗结果（23 年随访）如图 14.6 ～图 14.12 所示。

表 14.1 治疗原则

阶段	分型	治疗方法
1. 复位	偏心型髋关节（D 型，Ⅲ型，Ⅳ型）	手法，牵引，Pavlik 挽具
2. 维持	不稳定髋关节（Ⅱc 型不稳定）	"人类位"，"Fettweis" 石膏
3. 成熟	稳定的"发育不良"髋关节 [Ⅱc 稳定型，Ⅱb 型，Ⅱa（-）型]	Mittelmeier-Graf/Pavlik 挽具

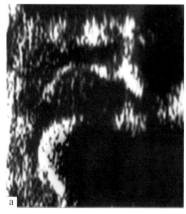
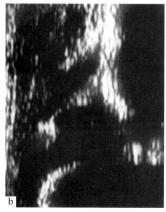

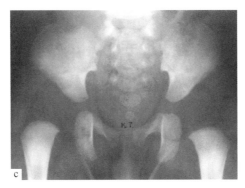

■图 14.6 a. 1983 年对一例 4 周龄的婴儿行常规超声检查。骨顶发育差，骨性边缘平坦，透明软骨变形且被压向下方，显示为右髋Ⅳ型。b. 该婴儿同一时间的左髋。骨顶发育差，骨性边缘平坦，透明软骨部分被压向上方，显示为Ⅲ a 型。c. 同时间的 X 线片

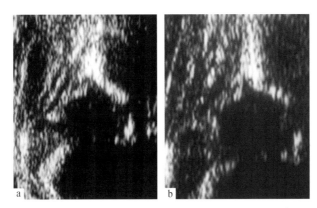

■图 14.7 a. 右髋经复位加改良石膏管型维持 4 周后。与治疗前图 14.6 a 所显示的同一个关节相比，髋关节达头臼同心且变稳定。b. 图 14.6b 所示髋关节经复位加 4 周维持后，髋关节达头臼同心且变稳定。a 与 b 的超声质量是 1983 年时的标准

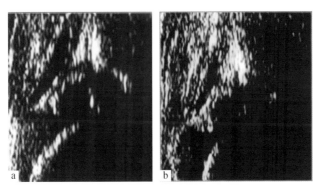

■图 14.8 a、b. 经配戴挽具行 6 周成熟期治疗后，骨化核正在出现

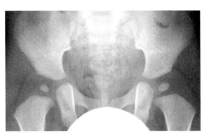 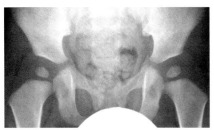

■**图 14.9**　4 月龄时的髋关节。右侧
曾经是Ⅳ型、左侧曾经是Ⅲ型的髋关
节，比较一下经复位、维持及成熟期
的按步骤治疗后的表现

■**图 14.10**　图 14.9 所示的髋关节，患
儿 1.5 岁时的情况

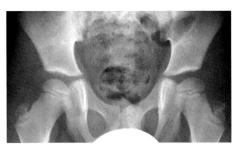 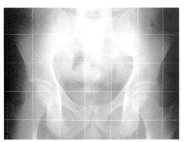

■**图 14.11**　同样的髋关节在患儿 10 岁时的
情况：双侧髋关节完全正常

■**图 14.12**　同样的髋关节在患儿
22 岁时的情况

14.4　错误发生的原因

14.4.1　医生方面的原因

· 髋关节超声检查不正确以及由之引起的对髋关节病理解剖状态的
认识不正确。

· 延误治疗。由于治疗开始时间晚，即在出生后第 6 周以后才开始
治疗，错过了髋关节成熟的最佳时期，或由于最初治疗选择错误而多次
改变治疗方案，未能利用成熟的主要阶段。

· 选择了错误的治疗装置。

· 每一治疗阶段均有特殊的装置，其构造机制分别适合髋关节的复
位、维持与成熟。成熟期装置需满足髋关节稳定的要求，因而通常不能
使髋关节复位，对于"维持期"而言亦不充分。

• 维持期装置，例如，石膏管型，是为满足维持期的力学需要而特殊设计，因而对于稳定的髋关节，以Ⅱb型为例，采用石膏管型即属过度治疗。同样，将简单的支具用于治疗Ⅲ型髋关节亦是错误的。

14.4.2 父母方面的原因（依从性问题）

父母不遵医嘱配戴装置或擅自改变位置。不带患儿进行必要的复查。

维持期尤其危险。在此治疗阶段，股骨头必须确实保持于原发髋臼内并维持一段时间。在此阶段，所有父母可自行拆除的装置都是危险的。父母不遵医嘱会影响治疗的效果。

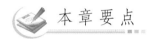

本 章 要 点

- 髋关节超声检查使准确地分析髋关节病理解剖状态成为可能。治疗过程中，髋关节经过复位、维持及成熟三个基本的病理解剖阶段。
- 在治疗的任一阶段，必须选用生物力学上适合该阶段要求的治疗方法。
- 由于存在成熟曲线，尽早诊断，髋关节生长塑形潜力好且有足够时间进行塑形方可达到最佳治疗结果。
- 错误的诊断（不行髋关节超声检查）、错误的治疗选择以及父母依从性差会造成髋关节不可逆的损害。

切记：是现在采用髋关节超声检查还是承受未来出现跛行的风险？当然是现在采用髋关节超声检查更好！

---

15 超声声像图判断练习

超声声像图判断练习

通过图 15.1 ～图 15.14 读者可练习判断分型。

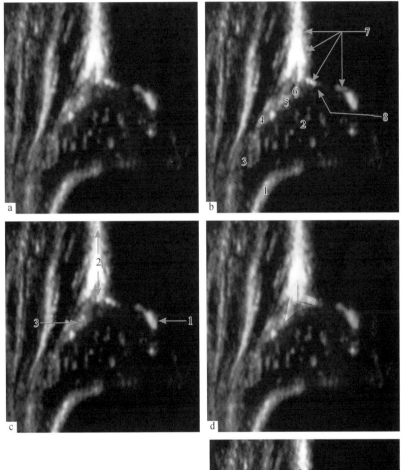

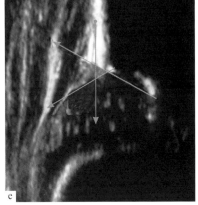

■图 15.1　a. 12 周，右髋关节。b. 1，软骨和骨连接处；2，股骨头；3，滑膜皱褶；4，关节囊；5，盂唇；6，软骨；7，骨；8，骨性边缘。c. 可用性检查：1，髂骨下肢；2，平面；3，盂唇。d. 骨性臼顶良好（绿色）；骨性边缘变钝（红色）；软骨臼顶（黄色）；覆盖的股骨头。Ⅰ型。e. 测量：α 角 64°，β 角 60°。最终分型：Ⅰ b 型

图 15.1d

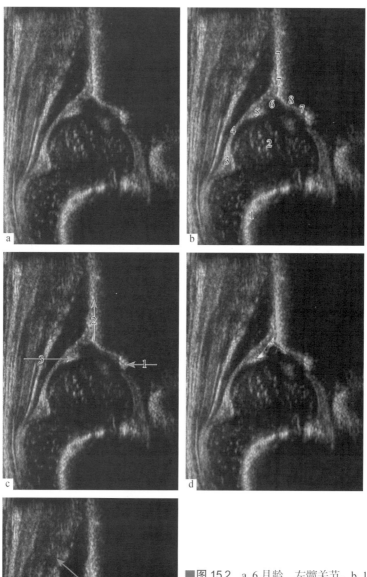

图 15.2d

■图 15.2　a. 6 月龄，左髋关节。b. 1，软骨和骨连接处；2，股骨头；3，滑膜皱褶；4，关节囊；5，盂唇；6，软骨；7，骨；8，骨性边缘。c. 可用性检查：1，髂骨下肢；2，平面；3，盂唇。d. 描述：骨性臼顶发育差（绿色），骨性边缘圆钝（红色），软骨部分（黄色）覆盖股骨头，为Ⅱ型。根据年龄，Ⅱb型。e. 测量：α角 54°，β角 78°，为Ⅱ型，根据年龄，Ⅱb型

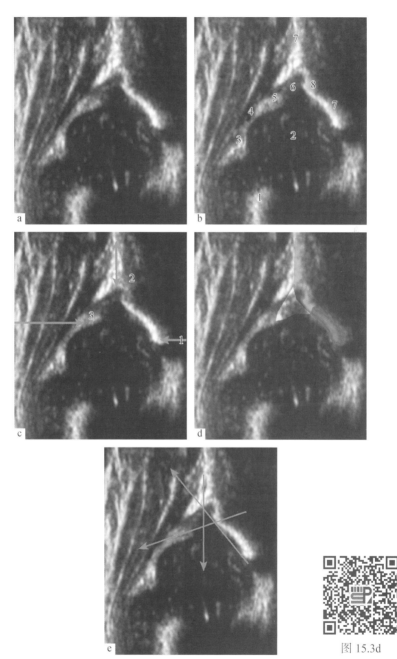

图 15.3d

■图 15.3 a. 6 周龄，右髋关节。b. 解剖学识别：1，软骨和骨连接处；2，股骨头；3，滑膜皱褶；4，关节囊；5，盂唇；6，软骨；7，骨；8，骨性边缘。c. 可用性检查：1，髂骨下肢；2，平面；3，盂唇。d. 描述：骨性边缘（红色）发育很差，骨性臼顶（绿色）呈圆钝以至扁平，但是软骨性臼顶（黄色）仍然部分覆盖股骨头。e. Ⅱ 型。测量：α 角 48°，β 角 76°，最终分型：Ⅱ c 型

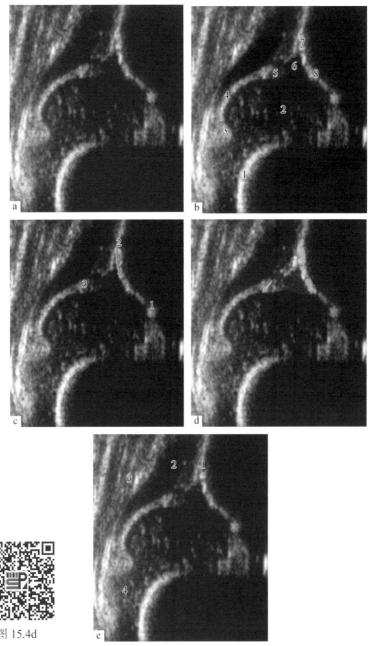

图 15.4d

■图 15.4　a. 4 周龄，左髋关节。b. 解剖学识别：1，软骨和骨连接处；2，股骨头；3，滑膜皱褶；4，关节囊；5，盂唇；6，软骨；7，骨；8，骨性边缘。c. 可用性检查：1，髂骨下肢；2，平面（偏后方，但因为髋关节是偏心的，所以超声声像图可用）；3，盂唇。d. 描述：骨性臼顶发育差（绿色），骨性边缘扁平（红色），软骨（黄色）有移位。e.1，髂骨；2，臀小肌；3，臀中肌；4，大转子

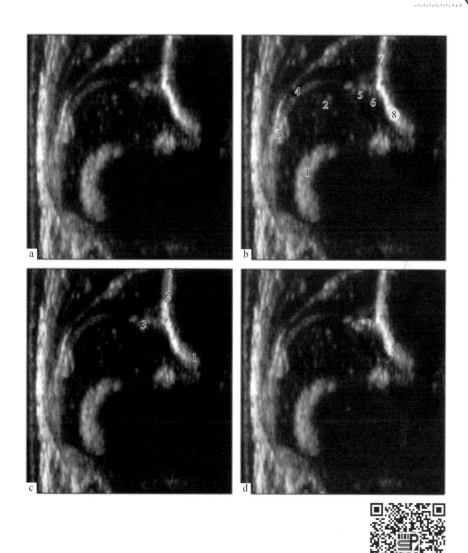

图 15.5d

■图 15.5 a.2 周龄，右髋关节。b. 解剖学识别：1，软骨和骨连接处；2，股骨头；3，滑膜皱褶；4，关节囊；5，盂唇；6，软骨（被压向下方）；7，骨；8，骨性边缘。c. 可用性检查：1，髂骨下肢，看不到；2，平面，偏后方；3，盂唇，存在。超声声像图可用，因为髋关节是偏心的。d. 描述：骨性臼顶发育差（绿色），骨性边缘扁平（红色），软骨（黄色）被压向下方。属Ⅳ型

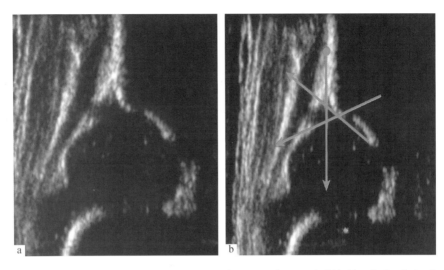

■图 15.6　a. 11 周龄，右髋关节。b. 测量：α 角 55°，β 角 69°。根据年龄，为 Ⅱ a（-）型

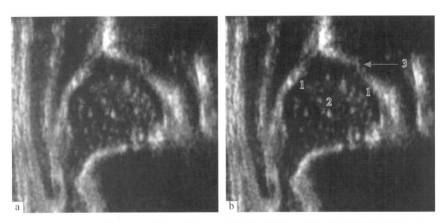

■图 15.7　a. 2 周龄，右髋关节。该超声声像图不可用，因为找不到髂骨下肢，但髋关节是中心性的。b.1，蛋壳区域；2，中心区域；3，找不到髂骨下肢

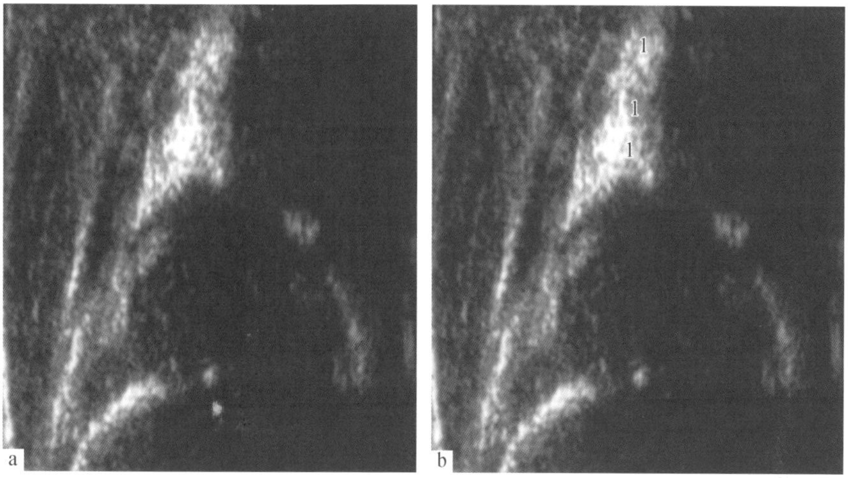

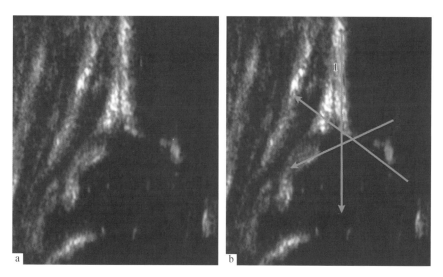

■图 15.8　a. 4 月龄，右髋关节。请不要忘记检查倾斜错误。该超声声像图不可用。倾斜错误（腹背向的）。b.1，模糊且倾斜的髂骨

■图 15.9　a. 5 周龄，右髋关节。要一步一步地进行，从解剖学的识别开始，进行可用性检查（髂骨下肢、平面、盂唇）。寻找倾斜错误。描述：骨性覆盖良好，骨性边缘是钝的，软骨覆盖股骨头。为Ⅰ型。b.1，在软骨膜近侧部分和髂骨的接合点（边界）。测量：α 角 60°，β 角 70°，最终分型为Ⅰb 型

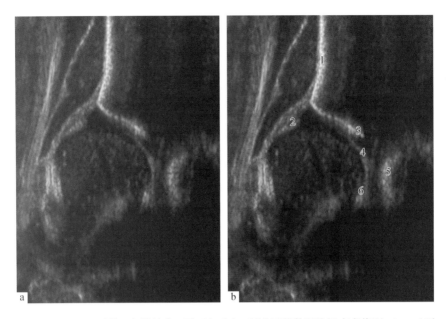

■**图 15.10** a. 2 天龄，左髋关节。平面在后方，因此不能使用该超声声像图。b.1，（平面偏后方）有臀肌窝凹陷的髂骨；2，盂唇；3，髂骨下肢；4，圆韧带；5，坐骨；6，横韧带

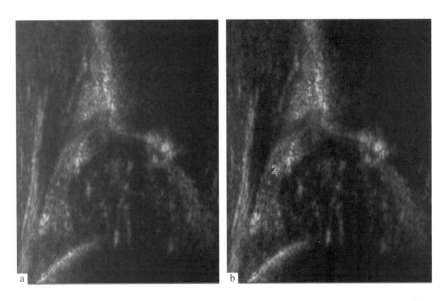

■**图 15.11** a. 3 月龄，左髋关节。该超声声像图不可用（倾斜错误）。b.1，模糊的软骨膜；2，由于探头的腹背向倾斜，关节囊变得模糊

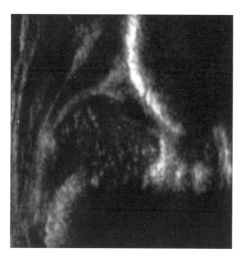

■图 15.12　4 天龄，左髋关节。骨性臼顶发育差，骨性边缘扁平，软骨被压向上方且没有结构的改变，为Ⅲa型

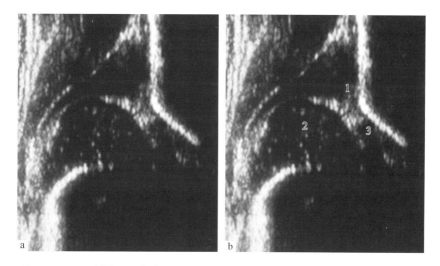

■图 15.13　a.1 周龄，左髋关节。髋关节是偏心性的，并且软骨被压向下方，为Ⅳ型。b.1，软骨膜；2，股骨头；3，软骨（被压向下方）

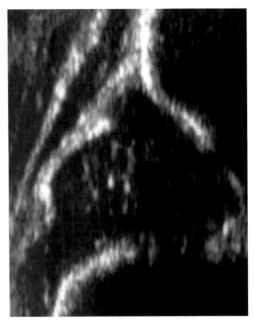

■图 15.14 5 周龄，左髋关节。骨性臼顶有缺失，骨性边缘圆钝以至扁平，但有软骨覆盖股骨头。髋关节为中心性的为 Ⅱ 型。Ⅱ a（+/-）型和 Ⅱ c 型仅能通过精确的角度测量进行区分

参 考 文 献

白希壮，范广宇，王星铎，等，1998. 正常婴儿髋关节超声影像. 中华骨科杂志，18（6）：356-359

白希壮，吉士俊，范广宇，等，2000. Graf 法超声诊断婴幼儿髋关节发育不良和脱位. 中华外科杂志，38（12）：921-924

陈博昌，李玉婵，杨杰，等，2003. 婴幼儿发育性髋关节异常的早期诊断. 中华小儿外科杂志，24（4）：344-347

康斌，朱通伯，杜靖远，等，1994. 先天性髋关节脱位 B 超早期诊断价值的研究. 中华骨科杂志，14（8）：502-504

康斌，朱通伯，杜靖远，等，1994. 新生儿髋关节的超声测量. 中国超声医学杂志，10（3）：16-19

李玉婵，陈博昌，张菁，2007. 髋关节发育异常超声波检查和 X 线检查的比较. 中国矫形外科杂志，15（13）：999-1001

罗小明，1990. 先天性髋关节脱位的超声诊断. 中国超声医学杂志，6：40

马继东，张玉琳，马强，2005. 发育性髋关节发育不良的超声诊断. 中华小儿外科杂志，26（8）：442-443

全学模，梁猷惠，陈文龙，等，1991. 96 例先天性髋关节脱位和髋关节发育不良的早期超声诊断. 中华小儿外科杂志，12：35-36

沈品泉，陈博昌，陆美玲，等，2007. B 超筛查疑似儿童髋关节脱位. 中华小儿外科杂志，4：190-192

韦福康，袁朝新，周素华，等，1988. 新生儿和婴儿髋关节 B 超显像研究. 中国超声医学杂志，4（4）：235-237

杨军林，陈立龙，龙立峰，等，1996. 新生儿髋脱位超声各种方法诊断价值的评价. 中国超声医学杂志，12（12）：50-53

杨军林，陈立龙，田百超，等，1997. 新生儿髋脱位超声、手法诊断价值的评价. 中华骨科杂志，17（12）：743-747

杨建平，付喆，张中礼，2014. 髋关节发育不良的早期筛查与治疗. 中华骨科杂志，34（12）：1270

赵黎，刘坚林，沈品泉，2012. 婴幼儿髋关节发育不良：儿科医生如何解读超声检查？临床儿科杂志，30（9）：898-900

中华医学会小儿外科分会骨科学组，中华医学会骨科分会小儿创伤矫形学组，2017. 发育性髋关节发育不良临床诊疗指南（0～2岁）. 中华骨科杂志，37（11）：641-650

Andersson JE，1995. Neonatal hip instability：normal values for physiological movement of the femoral head determined by an anterior-dynamic ultrasound method. J Pediatr Orthop，15：736-740

Bancroft LW，Merinbaum DJ，Zaleski CG，et al，2007. Hip Ultrasound. Semin Musculoskelet Radiol，11（2）：126-136

Barlow TG，1962. Early diagnosis and treatment of congenital dislocation of the hip. J Bone Joint Surg（Br），44-B：292-301

Batory I，1982. Atiologie der pathologischen veranderungen des kindlichen hüftgelenkes. Enke，Stuttgart

Becker R，Bayer M，Wessinghage D，et al，1994. Hüftsonographie： Luxus oder Notwendigkeit? Deutsches Arzteblatt，91：A-1892-A-1898（Heft 27）

Bennet GC,1992. Screening for congenital dislocation of the hip. J Bone Joint Surg（Br），74-B：643-644

Berman L，Klenerman L，1986. Ultrasound screening for hip abnormalities： preliminary findings in 1001 neonates. Br Med J，293：719-722

Boeree NR，Clarke NMP，1994. Ultrasound imaging and secondary screening for congenital dislocation of the hip. J Bone Joint Surg（Br），76-B：525-533

Bombelli R，Tschauner Ch，Bombelli M，1994. CDH in the pre-and post-sonographic era. Hip International，Vol 4（no.1）：10-34

Bon RA，Exner GU，1992. Fruhdiagnose der hüftdysplasie-argumente fur ein generelles sonographisches screening in der Schweiz. Schweiz Rundschau Med（PRAXIS），81：519-523

Bond CD，Hennrikus WL，DellaMaggiore ED，1997. Prospective evaluation of newborn soft-tissue hip "clicks" with ultrasound. J Pediatr Orthop，17：199-201

Casser HR，1992. Sonographiegesteuerte Behandlung der dysplastischen Sauglingshufte. Enke，Stuttgart

Castelein RM，Sauter AIM，1988. Ultrasound screening for congenital dysplasia of the hip in newborns；its value. J Pediatr Orthop，8：666-670

Castelein RM，Sauter AJM，deVlieger M，et al，1992. Natural history of ultrasound hip abnormalities in clinically normal newborns. J Pediatr Orthop，12：423-427

Catterall A，1994. The early diagnosis of congenital dislocation of the hip. J Bone Joint Surg（Br），76-B：515-516

Chen HW，Chang CH，Tsai ST，et al，2010. Natural progression of hip dysplasia in newborns： a reflection of hip ultrasonographic screenings in newborn nurseries. J Pediatr Orthop B，19（5）：418-423

Cheng JCY，Chan YL，Hui PW，et al，1994. Ultrasonic Hip Morphometry in Infants. J Pediatr Orthop，14：24-28

Clarke NMP，Clegg J，Al-Chalabi AN，1989. Ultrasound screening for hips at risk for CDH：failure to reduce the incidence of late cases. J Bone Joint Surg（Br），71-B：9-12

Clarke NMP，Harcke HT，McHugh P，et al，1985. Realtime ultrasound in the diagnosis of congenital hip dislocation and dysplasia of the hip. J Bone Joint Surg（Br），67：406-412

Coleman SS，1994. Developmental dislocation of the hip： evolutionary changes in diagnosis and treatment. J Pediatr Orthop，14：1-2

Dahang Zhao，Weiwei Rao，Li Zhao，et al，2013. Is it worthwhile to screen the hip in infants born with clubfeet? International Orthopaedics（SICOT），37（12）：2415-2420

Davids JR，Benson LJ，Mubarak SJ，et al，1995. Ultrasonography and developmental dysplasia of the hip： a cost-benefit analysis of three delivery systems. J Pediatr Orthop，15（3）：325-329

Deimel D，Breuer D，Alaiyan H，et al，1994. Verlaufsbeobachtung eines hüftsonographischen Screeningprogrammes zur Fruherkennung angeborener Hüftreifungsstorungen an der orthopadischen Universitatsklinik Homburg/Saar im Zeitraum von 1985 bis 1990. Z Orthop，132：255-259

dePellegrin M，Tessari L，1992. L'ecografia dell'anca infantile. significato e ruolo nella diagnosi precoce di displasia congenita. Medico e bambino，11：25-29

dePellegrin M，1992. L'ortopedico ecografista nella diagnosi precoce e nella valutazione del trattamento della displasia congenita dell'anca. Rivista italiana di ortopedia e traumatologia pediatrica，8：89-92

dePellegrin，M，Graf R，1989. La diagnosi ecografica dell'anca infantile：problemi di terminologia. Rivista italiana di ortopedia e traumatologia pediatrica，5：121-126

Dias JJ，Thomas IH，Lamont AC，et al，1993. The Reliability of Ultrasonographic Assessment of Neonatal Hips. J Bone Joint Surg（Br），75-B：479-482

Diaz A，Cuervo M，Epeldegui T，1994. Simultaneous ultrasound studies of DDH using the Graf，Harcke，and Suzuki approaches. J Pediatr Orthopaed Part B，3：185-189

Donaldson JS，1994. The use of sonography in screening for developmental dysplasia of the hip. AJR，162：399-400

Dorn U，Hattwich M，1987. Sonographisches hüftscreening bei neugeborenen. Ultraschall Klin Prax，2：159-164

Eggl H，Krismer M，Klestil T，et al，1993. Auswirkungen des Hüftsonographiescreenings. Eine epidemiologische Studie. Orthopade，22：277-279

Eggl H，Sterzinger W，Frischhut B，1992. Die Wahrscheinlichkeit einer Reifungsstorung bei Typ Ⅱa Neugeborenenhuften. Ultraschall Klin Prax，7：275-278

Eller K，Katthagen B D，1987. Sonographische Verlaufskontrollen der Hüftdysplasie unter Spreizhosentherapie. Z Orthop，125：534-541

Exner GU，Frey E，1997. Hüftdysplasie im Sauglingsalter. Kernspintomographie und Compu-tertomographie. Orthopade，26：59-66

Exner GU，Mieth D，1987. Sonographisches Hüftdysplasiescreening beim Neugeborenen. Schweiz Med Wochenschr，117：1015-1020

Exner GU，1988. Ultrasound screening for hip dysplasia in neonates. J Pediatr Orthop，8：656-660

Falliner A，Hassenpflug J，1994. Der Einflus der Sonographie auf Diagnose und Behandlung der sog. angeborenen Hüftgelenksluxation. Z Orthop，132（1994）：505-512

Fettweis E，1968. Sitz-Hock-Stellungsgips bei Hüftgelenksdysplasien. Arch Orthop Trauma Surg，63：38-51

Ganger R und Mitarbeiter，1991. Ultraschall-Screening der Neugeborenenhufte：Ergebnisse und Erfahrungen. Ultraschall Med，12：25-30

Garvey M，Donoghue VB，Gorman WA，et al，1992. Radiographic screening at four months of infants at risk for congenital hip dislocation. J Bone Joint Surg （Br），74-B：704-707

Gomes H，Ouedraogo T，Avisse C，et al，1998. Neonatal hip：from anatomy to cost-effective sonography. Eur Radiol，8：1030-1039

Graf R，Lercher K，1996. Erfahrungen mit einem 3-D-Sonographiesystem am Sauglingshuft-gelenk. Ultraschall in Med，17：218-224

Graf R，Schuler P，1988. Sonographie am Stutz-und Bewegungsapparat bei Kindern und Erwachsenen. Lehrbuch und Atlas. VCH edition medizin，Weinheim

Graf R，Tschauner C，Schuler P，1986. Ist die Hüftsonographie notwendig und unter welchen Voraussetzungen kann sie eingesetzt werden? Padiat Prax，34：129-139

Graf R，Tschauner C，Steindl M，1987. Ist die Ⅱa-Hüfte behandlungsbedurftig? Monatsschr Kinderheilkd，135：832-837

Graf R，Tschauner C，1993. Neonatal Sonographic "Screening" for DDH. BMUS — Bulletin May，22-27

Graf R，Tschauner C，Klapsch W，1993. Progress in prevention of late developmental dislocation of the hip by sonographic newborn hip "screening"：results of a comparative follow-up study. J Pediatr Orthop （Part B），2：115-121

Graf R，Tschauner C，1994. Sonographie der Sauglingshufte-Fehlerquellen，Fortschritte und aktuelle klinische Relevanz. Radiologe，34：30-38

Graf R，Tschauner C，1996. Ultrasound screening in the neonatal period. Bailliere's Clinical Orthopaedics，1（1）：117-133

Graf R，Wilson B，1995. Sonography of the Infant Hip and its Therapeutic Implications. Chapman & Hall，Weinheim

Graf R，1997. Advantages and disadvantages of various access routes in sonographic diagnosis of dysplasia and luxation in the infant hip. J Pediatr Orthop （Part B），6：248-252

Graf R，1997. Die aktuelle Hüftsonographie-Screeningdiskussion：Entwicklungen in Deutsch-land，Osterreich und international. Praktische Padiatrie，3：274-283

Graf R. Die operative Reposition der angeborenen Hüftluxation. Z Orthop，1981，119：491-497

Graf R，1997. Die sonographiegesteuerte Therapie. Orthopade，26：33-42

Graf R，1983. Die sonographische Beurteilung der Hüftdysplasie mit Hilfe der Erkerdiagnostik. Z Orthop，121：653-659

Graf R，1987. Die sonographische Diagnose von Hüftreifungsstorungen-Prinzipien，Fehlerqu-ellen und Konsequenzen. Ultraschall，8：2-8

Graf R，1994. Effects of Hip Sonography in Austria and Guidelines for Therapy. in：Renato Bombelli Farewell Meeting Proceedings

Graf R，1986. Guide to sonography of the infant hip. Thieme，Stuttgart

Graf R，1992. Hip Sonography-How Reliable? Sector Scanning Versus Linear Scanning? Dynamic Versus Static Examination? Clinical Orthopaedics，281：18-21

Graf R，1998. Hüftsonographie. In：Konermann W，Gruber G，Tschauner C（Hrsg.）：Die Hüftreifungsstorung. S. Steinkopff，Darmstadt：103-138

Graf R，1986. Kann die Hüftsonographie die an sie gestellten Anforderungen erfullen? Ultraschall Klin Prax，1：62-68

Graf R，1998. Klinische Untersuchung-Hüftsonographie-derzeitiger Stand und Ausblicke. In：Grifka J und Ludwig J（Hrsg.）：Kindliche Hüftdysplasie. S. Thieme，Stuttgart-NewYork：43-81

Graf R，1985. Moglichkeiten，Probleme und derzeitiger Stand der Hüftsonographie bei Sauglingshuften. Radiologe，25：127-132

Graf R，Mohajer M，Plattner F，2013. Hip sonography update. Quality-management，catastrophes-tips and tricks. Medical Ultrasonography，15（4）：229-303.

Graf R，1983. New possibilities for the diagnosis of congenital hip joint dislocation by the ultrasonic compound treatment. J Pediatr Orthop，3：354-359

Graf R，1996. Probleme und Fehlerquellen bei der Hüftsonographie. Gynakol Prax 20：223-231

Graf R，1995. Probleme und Fehlerquellen bei der Hüftsonographie. Padiat Prax 49：467-475

Graf R，1989. Soldner R. Zum Problem der Winkelmesfehler bei der Hüftsonographie durch Linear-und Sektorscanner. Ultraschall Klin Prax，4：177-182

Graf R，1989. Sonographie am Bewegungsapparat. Orthopade，18：2-11

Graf R，1993. Sonographie der Sauglingshufte. Ein Kompendium. 4. Auflage. Enke，Stuttgart

Graf R，1980. The diagnosis of congenital hip joint dislocation by the ultrasonic compound treatment. Arch Orthop Traumat，97：117-133

Graf R，1981. The ultrasonic image of the acetabular rim in infants. An experimental and clinical investigation. Arch Orthop Traumat，99：35-41

Graf R，1982. Ultraschalldiagnostik bei Sauglingshuften. Z Orthop，120：583-589

Graf R，1997. Von der sonographischen Fruhestdiagnostik zur sonographiegesteuerten Therapie. In：Tschauner Ch（Hrsg.）：Die Hufte，57-78

Grill F，Muller D，1997. Ergebnisse des Hüftultraschallscreenings in Osterreich. Orthopade，26：25-32

Hangen DH，Kasser JR，Emans JB，et al，1995. The Pavlik Harness and Developmental Dysplasia of the Hip：Has Ultrasound Changed Treatment Patterns? J Pediatr Orthop，15：729-735

Harcke HT，Clarke NMP，Lee MS，et al，1984. Examination of the infant hip with real-time ultrasonography. J Ultrasound Med，3：131-137

Hauck W，Seyfert UT，1990. Die Ultraschalluntersuchung der Neugeborenenhufte：Ergebnisse und Konsequenzen. Z Orthop，128：570-574

Hernandez RJ，Cornell RG，Hensinger RN，1994. Ultrasound diagnosis of neonatal congenital dislocation of the hip. A decision analysis assessment. J Bone Joint Surg（Br），76-B：539-543

Hinderaker T，Daltveit AK，Irgens LM，et al，1993. The impact of intra-uterine factors on neonatal hip instability. An analysis of 1 059 479 children in Norway. Acta Orthop Scand，65-3：239-242

Holen KJ，Terjesen T，Tegnander A，et al，1994. Ultrasound Screening for Hip Dysplasia in Newborns. J Pediatr Orthop，14：667-673

Holler M，1980. Joint motion limitation in newborns. Clin Orthop，148：94-96

Joller R，Waespe B，1991. Generelles sonographisches Hüftscreening auch in der Schweiz? Ultraschall Klin Prax，6：232（Abstract 473）

Jomha NM，McIvor J，Sterling G，1994. The Role of Ultrasonography in the Diagnosis of Developmental Hip Dysplasia. J Bone Joint Surg（Br），76-B：Supp 1：24

Jones DA，Powell N，1990. Ultrasound and neonatal hip screening. J Bone Joint Surg（Br）72-B：457-459

Justen HP，Wessinghage D，Waertel G，et al，1997. Sonographisches Hüftgelenk-Screening und daraus resultierende Behandlung von Hüftreifungsstorungen. Orthop Praxis，33：71-75（Heft 2/97）

Kamath S，Mehdi A，Wilson N，et al，2007. The lack of evidence of the effect of selective ultrasound screening on the incidence of late developmental dysplasia of the hip in the Greater Glasgow Region. J Pediatr Orthop B.，16：189-191

Katthagen BD，Mittelmeier H，Becker D，1988. Haufigkeit und stationarer Behandlungsbeginn kindlicher Huftgelenksluxationen in der Bundesrepublik Deutschland. Z Orthop，126：475-483

Katthagen BD，Mittelmeier H，Becker D，1986. Haufigkeit und stationarer Behandlungsbeginn veralteter Luxationshuften in der Bundesrepublik Deutschland. Orthop Praxis，22：887-888

Klapsch W，Tschauner C，Graf R，1991. Behandlungsergebnisse dezentrierter Huftgelenke seit Einfuhrung der Hüftsonographie. Orthop Praxis，27：353-354

Klapsch W，Tschauner C，Graf R，1990. Fuhrt die Vorverlegung des Diagnosezeit-punktes der Hüftdysplasie zu merkbar besseren Behandlungsergebnissen? Orthop Praxis，26：401-405

Klapsch W，Tschauner Ch，1993. Kongenitale Hüftdysplasie-Entwicklung der stationaren Behandlungskosten-Vergleich der Jahre 1977 bis 1979 zu 1986 bis 1988. Orthop Praxis，29：248-251

Klisic P，1987. Let's Adopt the Term："Developmental Displacement of the Hip"（DDH）. Proceedings No 86 of International Meeting on Care of Babies? Hips, Beograd, 10：1-3

Komprda J，1974. Diagnostika vrozene dysplazie kycle u novorozencu. Acta Chir Traumatol Cech，41：448-455

Konermann W，Gruber G，Tschauner C，1999. Die Hüftreifungstorung. Steinkopff, Darmstadt

Krismer M，Klestil T，Morscher M，et al，1996. The effect of ultrasonographic screening on the incidence of DDH. International Orthopaedics（SICOT），20：80-82

Lennox IAC, McLauchlan J, Murali R, 1993. Failures of Screening and Management of Congenital Dislocation of the Hip. J Bone Joint Surg （Br）, 75-B: 72-75

Lorenz A, 1920. Die sogenannte angeborene Hüftverrenkung. Enke, Stuttgart

Marks D S, Clegg J, Al-Chalabi A N, 1994. Routine Ultrasound Screening for Neonatal Hip Instability. J Bone Joint Surg （Br）, 76-B: 534-538

Matthiessen H D, 1996. Forensische Probleme bei der Behandlung von Hüftdysplasien undlux-ationen. Z Orthop, 134: 10-12

Melzer C, 1997. Korrelation Sono und Rontgen. Orthopade, 26: 43-48

Melzer C, 1989. Nutzen und Gefahren der Sonographie des Sauglingshuftgelenkes. Padiat Prax, 38: 101-109

Muller I, Engelbert S, 1998. Geschichte der kongenitalen Hüftluxation. In: Grifka J und Ludwig J（Hrsg.）: Kindliche Hüftdysplasie. S. Thieme, Stuttgart-New York: 1-28

Muller W, 1998. Biophysikalische Messungen zum Effekt von Kippfehlern bei der Hüftsonographie. Mundliche Mitteilung

Niethard FU, Gartner BM, 1982. Die prognostische Bedetung qualitativer Hüftparameter bei der Verlaufsbeobachtung der Hüftdysplasie im Sauglingsalter und Kleinkindesalter. In: Fries G, Tonnis D（Hrsg.）Hüftluxation und Hüftdysplasie. S. Med Lit Verlag Uelzen: 56-59

Ortolani M, 1976. Congenital hip dysplasia in the light of early and very early diagnosis. Clin Orthop, 119: 6-10

Ortolani M, 1937. Un segno poco noto e sua importanza per la diagnosi precoce di prelussazione congenita dell' anca. Pediatria, 45: 129-136

Palmen K, 1984. Prevention of congenital dislocation of the hip. Acta Orthop Scand, 55 （suppl 208）: 101-107

Parsch K, dePellegrin M, 1989. Ruolo dell'ecografia nella diagnosi precoce della displasia e lussazione congenita d' anca. Rivista italiana di ortopedia e traumatologia pediatrica, 5: 183-188

Paton RW, Hinduja K, Thomas CD, 2005. The significance of at-risk factors in ultrasound surveillance of developmental dysplasia of the hip. A ten-year prospective study. J Bone Joint Surg Br, 87-B: 1264-1266

Pauer M, Rossak K, Meilchen I, 1988. Hüftscreening der neugeborenen. Z Orthop, 126: 260-265

Pfeil J, Niethard FU, Barthel S, 1988. Klinische und sonographische Untersuchung der Sauglingshufte: Eine prospektive Studie. Z Orthop, 126: 629-636

Ponseti IV, 1978. Growth and development of the acetabulum in the normal child and morphology of the acetabulum in congenital dislocation of the hip. J Bone Joint Surg （A）, 60-A: 575-599

Portinaro NMA, Matthews SJE, Benson MKD, 1994. The Acetabular Notch in Hip Dysplasia. J Bone Joint Surg （Br）, 76-B: 271-273

Poul J, Bajerova J, Sommernitz M, et al, 1929. Early diagnosis of congenital dislocation of the hip. J Bone Joint Surg （Br）, 1992, 74-B: 695-700

Putti V，1929. Early treatment of congenital dislocation of the hip. J Bone Joint Surg，17：798-812

Roposch A，Moreau NM，Uleryk E，et al，2006. Developmental dysplasia of the hip: quality of reporting of diagnostic accuracy for US. Radiology，241（3）：854-860

Roposch A，Wright JG，2007. Increased diagnostic information and understanding disease: uncertainty in the diagnosis of developmental hip dysplasia. Radiology，242：355-359

Rosendahl K，Markestad T，Lie R T，1992. Congenital dislocation of the hip: a prospective study comparing ultrasound and clinical examination. Acta Paediatr，81：177-181

Rosendahl K，Toma P，2007. Ultrasound in the diagnosis of developmental dysplasia of the hip in newborns. The European approach. A review of methods，accuracy and clinical validity. Eur Radiol，17：1960-1967

Rosendahl K，Markestad T，Lie RT，1994. Ultrasound screening for developmental dysplasia of the hip in the neonate: the effect on treatment rate and prevalence of late cases. Pediatrics，94：47-52

Roser W，1864. Die Lehre von den Spontanluxationen. Arch Physiol Heilk，5：132-142

Ryder CI，Mellin WG，Calley J，1962. The infant's hip normal or dysplastic? Clin Orthop，22：7-19

Saito S，1995. Long-Term study of developmental dysplasia of the hip treatment by Pavlik harness in Japan（Abstract）. J Pediatr Orthop，15：837

Saito S，Kuroki Y，Ohgiya H，et al，1994. A comparative study of X-rays，ultrasonograms and arthrograms of infants with congenital dislocation of the hip. J Bone Joint Surg（Br），76-B（Supp 1）：30

Schams M，Labruyère R，Zuse A，et al，2017. Diagnosing developmental dysplasia of the hip using the Graf ultrasound method: risk and protective factor analysis in 11，820 universally screened newborns. European Journal of Pediatrics，176（9）：1-8

Schilt M，Joller R，1996. Die sonographische diagnose der angeborenen Hüftdysplasie und-luxation. Schweizerische Arztezeitung，77（Heft 17/1996）：701-705

Schlepckow P，1990. Vergleichende sonographische und rontgenologische Beurteilung der Hüftdysplasie im 2. Lebenshalbjahr. Padiat Prax，41：479-485

Schuler P，Feltes E，Griss P，1988. Ist die Hüftsonographie als Screeninguntersuchung sinnvoll? Ro Fo，148（3）：319-321

Schuler P，1984. Die sonographische Differenzierung der Hüftreifungsstorungen. Orthop Praxis，20：218-227

Schuler P，1983. Erste Erfahrungen mit der Ultraschalluntersuchung von Sauglingshuftgelen-ken. Orthop Praxis，19：761-770

Schuler P，1987. Moglichkeiten der sonographischen Hüftuntersuchung. Ultraschall，8：9-13

Schwetlick W，1976. Die kindliche Luxationshufte. Enke，Stuttgart

Sellier T, Mutschler B, 1988. Erfahrungen und Ergebnisse mit dem sonographischen Hüftscreening von 555 Neugeborenen. in: Frank W, Eyb R (Hrsg): Sonographie in der Orthopadie. Seite 103-109. Springer, Wien

Stein V, Merck H, Weickert H, 1988. Neugeborenen Hüftscreening mit Hilfe der Sonographie. Beitr Orthop Traumatol, 35: 137-143

Storer SK, Skaggs DL, 2006. Developmental Dysplasia of the Hip. Am Fam Physician, 74: 1310-1316

Suzuki S, Awaya G, Wakita S, et al, 1987. Diagnosis by Ultrasound of Congenital Dislocation of the Hip Joint. Clin Orthop, 217: 172-178

Suzuki S, Kasahara Y, Futami T, et al, 1991. Ultrasonography in Congenital Dislocation of the Hip: Simultaneous Imaging of Both Hips from In Front. J Bone Joint Surg (Br), 73-B: 879-883

Suzuki S, Kashiwagi N, Kasahara Y, et al, 1996. Avascular Necrosis and the Pavlik Harness. J Bone Joint Surg (Br), 78-B: 631-635

Suzuki S, 1994. Reduction of CDH by the Pavlik Harness. J Bone Joint Surg (Br), 76-B: 460-462

Suzuki S, 1993. Ultrasound and the Pavlik Harness in CDH. J Bone Joint Surg (Br), 75-B: 483-487

Taylor G R, Clarke N M P, 1997. Monitoring the Treatment of Developmental Dysplasia of the Hip the Pavlik Harness. The Role of Ultrasound. J Bone Joint Surg (Br), 79-B: 719-723

Tegnander A, Terjesen T, Bredland T, et al, 1994. Incidence of Late-Diagnosed Hip Dysplasia After Different Screening Methods in Newborns. Journal of Pediatric Orthopaedics, Part B, 3: 86-88

Terjesen T, Bredland T, Berg V, 1989. Ultrasound for hip assessment in the newborn. J Bone Joint Surg (Br), 71-B: 767-773

Terjesen T, Holen K J, Tegnander A, 1996. Hip Abnormalities Detected by Ultrasound in Clinically Normal Newborn Infants. J Bone Joint Surg (Br), 78-B: 636-640

Terjesen T, 1992. Femoral head coverage evaluated by ultrasonography in infants and children. Mapfre Medicina, 3 (Supl. I): 41

Tessari L, De Pellegrin M, 1992. Criterio morfologico o funzionale nella valutazione dell' anca neonatale? Giornale Italiano di Ortopedia e Traumatologia, 18: 541-547

Tessari L, De Pellegrin M, 1992. Il ruolo dell' ecografia nella displasia congenita dell' anca. Medico e paziente, 18: 36-38

Tonnis D, Brunken D, 1968. Eine Abgrenzung normaler und pathologischer Hüftpfannenda-chwinkel zur Diagnsoe der Hüftdysplasie. Arch Orthop Unfall Chir, 64: 197-208

Tonnis D, Storch K, Ulbrich H, 1990. Results of newborn screening for CDH with and without sonography and correlation of risk factors. J Pediatr Orthop, 10: 145-152

Tonnis D, 1987. Congenital Dysplasia and Dislocation of the Hip in Children and Adults. Springer, Berlin Heidelberg New York Tokyo

Tonnis D, 1984. Die angeborene Hüftdysplasie und Hüftluxation im Kindes-und Erwachsen-alter. Springer, Berlin Heidelberg New York Tokyo

Tonnis D, 1985. Fruhdiagnose der angeborenen Hüftluxation durch Ultraschalluntersuchung. Deutsche Med Wochenschr, 110: 881-882

Tredwell SJ, 1990. Economic Evaluation of Neonatal Screening for Congenital Dislocation of the Hip. Journal of Pediatric Orthopaedics, 10: 327-330

Tschauner C, Klapsch W, Baumgartner A, et al, 1994. "Reifungskurve" des sonographischen Alpha-Winkels nach Graf unbehandelter Hüftgelenke im ersten Lebensjahr. Z Orthop, 132: 502-504

Tschauner C, Klapsch W, Graf R, 1990. Das sonographische Neugeborenenscreening des Hüftgelenkes-Luxus oder Notwendigkeit? Monatsschr Kinderheilkd, 138: 429-433

Tschauner C, 1989. Diagnosi precoce di displasia dell'anca mediante ecografia. Apparato Locomotore, 3: 7-20

Tschauner C, 1990. Earliest diagnosis of congenital dislocation of the hip by ultrasonography. Historical background and present state of Graf's method. Acta Orthopaedica Belgica, 56: 65-77

vanMoppes FI, deJong RO, 1986. Experience Using Sonography for Infant Hip Dysplasia After Graf's Method. JBR-BTR, 69: 247-257

Vedantam R, Bell MJ, 1995. Dynamic Ultrasound Assessment for Monitoring of Treatment of Congenital Dislocation of the Hip. J Pediatr Orthop, 15: 725-728

von Rosen S, 1969. Die konservative Behandlung der Hüftdysplasie und Hüftverrenkung. Z Orthop, 106: 173-178

von Rosen S, 1956. Early diagnosis and treatment of congenital dislocation of the hip joint. Acta Orthop Scand, 26: 136-140

von Rosen S, 1977. Prophylaxe, Fruhdiagnostik und Fruhbehandlung der Luxationshufte. Beitr Orthop Traumatol, 24: 257-264

Walpert J, Stock T, von Deimling U, et al, 1998. Zur Mesgenauigkeit der maschinell unterstutzten Hüfttypbestimmung beim sonographischen Hüftscreening des Neugeborenen. Orthop Prax 43, Nr, 4: 215-218

Woolacott NF, Puhan MA, Steurer J et al, 2005. Ultrasonography in screening for developmental dysplasia of the hip in newborns: Systematic review. BMJ., Jun 18: 330（7505）: 1413

Zieger M, Schultz D, 1987. Ultrasound of the infant hip. Part Ⅲ: Clinical application. Pediatr Radiol, 17: 226-232